DU TRAITEMENT

DES FRACTURES DU MAXILLAIRE INFÉRIEUR

PAR UN NOUVEL APPAREIL

Du même Auteur :

DE LA

TRÉPANATION DES EXTRÉMITÉS RADICULAIRES DES DENTS

APPLIQUÉE AU TRAITEMENT

de la

PÉRIOSTITE CHRONIQUE ALVÉOLO-DENTAIRE

DE L'ANESTHÉSIE

par le

PROTOXYDE D'AZOTE

AVEC OU SANS TENSION

SUIVIE D'UNE

Note sur la germination en présence du protoxyde d'azote sous pression

(Mémoire couronné par la Société de Médecine de Lyon).

Pour paraître bientôt :

DE LA

PROTHÈSE IMMÉDIATE

DANS LES RÉSECTIONS DES MAXILLAIRES

(Mémoire couronné par l'Académie de Médecine de Paris)

DE LA PROTHÈSE NASALE

(Mémoire couronné par la Faculté de Médecine de Paris)

LYON. — Imp. STORCK, Rue de l'Hôtel-de-Ville, 78

DU TRAITEMENT DES FRACTURES

DU

MAXILLAIRE INFÉRIEUR

PAR UN NOUVEL APPAREIL

PAR

M. Claude MARTIN

MÉDECIN-DENTISTE A LYON

Lauréat de l'Académie et de la Faculté de médecine de Paris.
De la Société nationale de médecine de Lyon (Médaille d'Or).
De l'exposition universelle de Paris 1878 (Médaille d'argent).
De l'exposition universelle d'Anvers 1885 (Diplôme d'honneur)
Officier d'Académie.

Ouvrage orné de 61 gravures

PARIS

ANCIENNE LIBRAIRIE GERMER BAILLIÈRE ET Cie

FÉLIX ALCAN, ÉDITEUR

108, BOULEVARD SAINT-GERMAIN, 108

1887

INTRODUCTION

Nous nous proposons, en publiant ce travail, de faire connaître un appareil qui nous a donné les meilleurs résultats dans le traitement des fractures du maxillaire inférieur. Les moyens de contention déjà connus et appliqués avant nous sont loin d'être rares ; quelques-uns d'entre eux, dont nous aurons à parler dans le cours de cet ouvrage, sont même très recommandables, et nous sommes les premiers à en reconnaître tous les mérites. Et cependant les résultats obtenus par leur application ne sont pas toujours satisfaisants.

Pour nous, qui nous plaçons à un point de vue spécial, notre principal but est de redonner au maxillaire blessé sa forme primitive, d'obtenir une arcade dentaire semblable à ce qu'elle était avant le traumatisme. Ce n'est pas tout, en effet, d'arriver à la consolidation de la fracture dans une situation *à peu près* exacte. Le maxillaire inférieur n'est pas un os isolé au milieu des chairs comme l'humérus ou le fémur. Par la majeure partie de son étendue il est en rapport avec d'autres os ; la rangée des dents qu'il porte est en contact avec une rangée supérieure. A l'état normal, ces deux rangées s'articulent exactement, et cette articulation est nécessaire à la mastication et à la fermeture exacte de la bouche. Si la forme du maxillaire inférieur, et partant celle de sa rangée dentaire est quelque peu modifiée, les arcades ne s'articulent plus ; le blessé ne peut rapprocher les mâchoires sans que ce mouvement soit arrêté par la rencontre d'une série de dents déplacées. Les deux arcades seront, par exemple, en contact à droite, alors qu'elles seront à gauche séparées par un espace de quelques millimètres. Dès lors, le blessé ne peut mastiquer que d'un seul côté et d'une manière incomplète parce que les dents ne se rencontrent plus que par leurs tubercules. Souvent alors se produisent des glissements et des ébranlements parfois douloureux. Nous avons observé que, lorsque la fracture n'est pas encore définitivement consolidée, ces ébranlements peuvent redonner aux fragments une certaine mobilité.

Il est vrai que le plus souvent, par l'usure de leurs parties saillantes, les dents en contact finissent par se pourvoir de nouvelles facettes articulaires. Du côté où les dents sont encore séparées, on voit celle-ci en l'absence de toute pression s'expulser partiellement de leurs alvéoles jusqu'à ce que le contact soit obtenu. Une nouvelle articulation arrive ainsi à se former. Il n'en est pas toujours ainsi, et même dans les cas heureux, le blessé a dû attendre de longs mois avant d'utiliser complètement ses mâchoires. Aussi avons-nous cherché à obtenir une réduction non pas approximative, mais exacte et précise du maxillaire blessé.

Nous avons tenu beaucoup plus à cette restitution complète de la forme qu'à la rapidité de la consolidation ; et bien souvent nous avons obtenu ce dernier résultat, grâce à la parfaite réduction de la fracture.

Cette exactitude dans l'articulation des deux mâchoires n'est certainement pas négligée par les chirurgiens : mais elle appelle peut-être plus vivement l'attention des dentistes auxquels cette tâche, selon nous, incombe plus particulièrement.

C'est principalement dans les cas s'accompagnant de déplacements plus ou moins rebelles et dans les fractures compliquées que nous avons pu nous rendre compte de l'efficacité de notre appareil. Quant aux fractures simples, sans déplacement appréciable, leur consolidation en situation normale peut être obtenue facilement par un des nombreux moyens contentifs connus avant nous : aussi, avons-nous peu insisté sur ces cas, d'une moindre valeur démonstrative.

Ce n'est pas du premier abord que nous sommes parvenu en 1877, époque de nos débuts dans le service de M. le professeur Gayet, à appliquer un appareil assurant et maintenant la coaptation des fragments. Depuis cette époque, en effet, nous avons dû apporter au type primitif les modifications nécessitées par telle ou telle complication et adopter, après de nombreux perfectionnements, le modèle définitif dont nous nous servons depuis plusieurs années.

Dans notre travail, après un court historique de la question et un coup d'œil sur les méthodes de traitement déjà en usage avant nous, nous traiterons plus longuement des déplacements dans les fractures du maxillaire inférieur et de leur pathogénie. Immédiatement après, nous décrirons notre appareil, son mode de fabrication, la manière de prendre les empreintes et de faire les moules. Nous indiquerons, dans un autre chapitre, les soins à donner aux blessés dans le cours du traitement; puis nous donnerons notre statistique et nous terminerons par l'exposé de nos observations.

Avant d'entrer dans les détails de notre sujet, nous présentons nos respectueux remercîments à MM. les chirurgiens des hôpitaux de Lyon. C'est grâce à leur bienveillance, à la sympathie et à l'intérêt qu'ils nous ont toujours témoignés que nous avons pu poursuivre nos recherches dans les divers services hospitaliers. Qu'ils soient, encore une fois, assurés de toute notre gratitude.

Nous tenons encore à remercier M. le Dr Duchamp, agrégé, chirugien de l'Hôtel-Dieu de Saint-Etienne pour le concours qu'il a bien voulu nous prêter dans la rédaction de certaines parties de ce mémoire.

CHAPITRE PREMIER

REVUE GÉNÉRALE ET CRITIQUE DES APPAREILS EMPLOYÉS POUR LE TRAITEMENT DES FRACTURES DU MAXILLAIRE INFÉRIEUR

A. Chevestres. B. Enlacement, C. Gouttières non moulées. D. Gouttières moulées directement. E. Gouttières moulées sur un modèle du maxillaire réduit. F. Appareil de Kingsley.

Ces appareils, dont on trouve en grande partie la description dans les ouvrages classiques, sont très nombreux ; aussi dans l'énumération que nous en ferons rapidement, insisterons-nous plus particulièrement sur les principes qui ont guidé les inventeurs.

A. Chevestres. — Parmi ces appareils, les plus anciennement connus étaient simplement constitués par des bandes, des lames de cuir ; ce sont les chevestres actuels. Ce sont, avec des modifications de peu d'importance, les frondes encore employées de nos jours, telles que la fronde de Bouisson par exemple, ou les bandelettes de diachylon de Malgaigne. Tous ces appareils rentrent dans la catégorie des moyens de contention indirecte basée sur le rapprochement des mâchoires et l'immobilisation plus ou moins exacte de l'os blessé contre les maxillaires supérieurs servant de point d'appui. Ces moyens primitifs deviennent absolument insuffisants dans le cas d'un déplacement même peu considérable. De plus, la difficulté de l'alimentation, et l'impossibilité de laver la cavité buccale constituent le danger de pareilles méthodes.

B. Enlacement des dents. — L'enlacement des dents appartient encore à cette catégorie de moyens que nous a légués l'antiquité : appliqués, en effet, depuis Hippocrate, les fils ligateurs constituent un système assez simple de contention ; mais ils sont inefficaces et même dangereux. Les fils organiques, en effet, s'altèrent bientôt et se relâchent, les fils métalliques n'enlacent pas assez exactement, et les mouvements de la mâchoire ne tardent pas d'ailleurs à déterminer un certain déplacement du fil. Ils sont dangereux enfin parce qu'ils provoquent la gingivite, l'usure de l'émail, la mise à nu de la dentine, la carie consécutive, enfin l'ébranlement rapide et la chute des dents. Toutefois, nous avons imaginé pour l'enlacement des dents un petit appareil qui n'est pas susceptible des mêmes reproches et qui, dans certains cas, peut trouver son application. La simplicité avec laquelle il est construit peut d'ailleurs faciliter son emploi comme moyen de contention, quand on n'a pas sous la main des appareils plus complets.

C. Gouttières non moulées. — Tels sont les seuls modes

de traitement employés jusqu'à la fin du XVIIIe siècle. A ce moment, Chopart et Desault, en 1780, marquent le début d'une nouvelle période. Imités bientôt par Rutenick, Kluge, Bush, Fauchard, Nicole, Malgaigne, Boyer, etc., ces chirurgiens employaient une sorte de gouttière placée dans la bouche et recouvrant l'arcade dentaire dont elle avait à peu près la forme. Tantôt cette gouttière était fixée par des fils ou des vis se rattachant aux dents; tantôt elle prenait son point d'appui sur une plaque sous-mentonnière. C'était un pas en avant; le maxillaire inférieur n'était pas maintenu immobilisé contre le supérieur; c'était une contention directe en ébauche et les mouvements étaient possibles dans une certaine mesure.

Cependant ce système offrait encore de nombreux inconvénients : cette gouttière était une pièce fabriquée d'avance, d'après un modèle unique; garnie de liège, de plomb, d'ivoire même, elle était appliquée à n'importe quelle mâchoire fracturée sans tenir compte de sa forme spéciale. L'appareil de Houzelot décrit dans la plupart des classiques rentre dans la même catégorie. On doit lui reprocher non seulement le même défaut de précision de sa gouttière buccale, mais encore le mode d'union de cette pièce et de la plaque sous-mentonnière, par une vis de pression. Trop serré l'appareil est douloureux. Un peu relaché, il devient mobile et ne maintient plus les fragments.

Toutes ces gouttières préparées à l'avance ne pouvaient s'adapter à la forme de toutes les arcades dentaires et surtout les maintenir solidement. Malgré ce défaut capital, un progrès était obtenu; et ces gouttières marquaient une transition entre les moyens défectueux d'autrefois et les moyens plus perfectionnés, les appareils moulés dont il nous reste à parler.

D. Gouttières moulées directement. — C'est seulement vers le milieu du XIXe siècle que la gutta fut employée à la fabrication d'appareils destinés à contenir les fractures du maxillaire. Morel Lavallée réalisa cet immense progrès pour la première fois en 1847, dans le service du chirurgien Gerdy, à la Charité (1). Deux ans après seulement, Hamilton appliquait le premier appareil de ce genre à New-York.

Cette découverte, due évidemment à Morel Lavallée, paraît avoir été ignorée des étrangers : Hamilton (2), en effet, et Kingsley (3) ne mentionnent même pas l'auteur français à qui appartient sans conteste la priorité. Il est vrai de dire que ni le Compendium, ni Bérenger-Féraud (4), ni nos classiques ne citent davantage le nom d'Hamilton, à propos des applications de la gutta.

Quoi qu'il en soit, c'est de là que date la première idée du moulage ; la méthode offrait plus de précision et le résultat était d'autant meilleur que le moule était façonné sur des fragments mieux réduits.

Mais si l'idée était excellente, le mode d'application était encore bien défectueux. En effet, la fracture étant réduite LE MIEUX POSSIBLE et maintenue provisoirement par une ligature, la gutta préalablement ramollie par la chaleur était étendue sur l'arcade. On exerçait quelques pressions pour lui faire prendre une empreinte fidèle, puis elle était retirée après refroidissement. Elle présentait ainsi en creux la forme de l'arcade. On replaçait définitivement dans la bouche ce moule qu'on ébarbait et dont on arrondissait les saillies et les irrégularités.

(1) *Bull. de thérap. gén.* tom. 63. p. 205.

(2) *Traité de fract.* Traduct. Poinsot.

(3) *Oral deformities.*

(4) Bérenger-Féraud. *Traité de l'Immobilisation directe.*

Cette gouttière en gutta se maintenait d'elle-même en place. Dans le cas contraire on la fixait soit contre la mâchoire supérieure à l'aide d'un chevestre, soit à l'aide d'un ressort recourbé dont une extrémité était fixée à la gouttière pendant que l'autre prenait son point d'appui sur une pelote sous-mentonnière.

Plusieurs inconvénients résultent d'abord de l'emploi de la gutta : celle-ci se ramollit un peu à la température de la bouche, les alvéoles s'y agrandissent et les fragments ne sont plus exactement maintenus. Nous n'insistons pas outre mesure sur le reproche que Gosselin faisait à cet appareil d'emprisonner le pus, reproche exagéré selon nous. Enfin l'appareil est toujours d'une certaine épaisseur, d'où gêne pour le blessé.

Le principal défaut de l'appareil était son manque de précision. On réduisait bien la fracture avant de prendre l'empreinte, mais cette réduction était approximative; la forme d'une mâchoire est en effet si variable d'un sujet à l'autre que l'inspection de l'arcade dentaire ne peut indiquer si une fracture est ou non réduite. Qu'on prenne l'empreinte de la mâchoire d'un certain nombre de sujets sains, et qu'on en obtienne un modèle en plâtre, on sera frappé des nombreuses irrégularités qu'on y rencontrera. Telle dent est déviée par côté, telle autre est au-dessus ou au-dessous de ses voisines; et cependant elles s'articulent bien avec la mâchoire supérieure. Si l'on change leur direction ou leur situation, l'articulation ne se fait plus, et c'est à quoi l'on s'expose en réduisant à simple vue une fracture du maxillaire. En résumé, avec un moule pris directement, on n'est pas assuré de reproduire la forme de l'arcade dentaire, telle qu'elle était avant la fracture, on ne peut donc pas compter sur lui pour obtenir un résultat parfait.

Nous insistons sur ce point qui est capital, car c'est là pour nous qu'est la condition des réunions exactes : IL FAUT, NON PAS QUE L'APPAREIL SE MOULE SUR DES FRAGMENTS PLUS OU MOINS BIEN RÉDUITS, MAIS QUE LES FRAGMENTS SE MOULENT SUR UN APPAREIL SOLIDE REPRODUISANT EN CREUX LA FORME DE L'ARCADE DENTAIRE, TELLE QU'ELLE ÉTAIT AVANT LA FRACTURE.

E. Gouttières moulées sur un modèle du maxillaire réduit. — Cette précision qui faisait jusqu'ici défaut, ce perfectionnement nécessaire a été apporté depuis par les dentistes. Grâce à leur pratique quotidienne des corrections dentaires de toute nature, ils étaient le mieux à même de perfectionner un appareil de ce genre. Comme le dit très bien Kingsley, (*Treatise of oral deformities* 1882 page 398). « Chaque dentiste « dans l'exercice de son art fait un fréquent usage de pièces « interdentaires d'empreintes, de modèles qu'il fabrique et « qu'il adapte. Si le traitement des fractures incombe d'ordi- « naire à la chirurgie générale, il est vrai d'autre part que « dans les fractures spéciales que nous étudions ici les appa- « reils les plus perfectionnés, les meilleures méthodes de trai- « tement émanent des dentistes ».

Le principe qui a servi de point de départ à cette amélioration est qu'à l'état normal les deux arcades opposées *s'articulent* exactement. Chaque saillie dentaire est reçue du côté opposé dans une dépression de même forme. Chaque facette s'articule avec une facette semblable. Avec cette donnée il est possible de reconstituer l'arcade dentaire du maxillaire blessé, telle qu'elle était avant la fracture, en prenant les modèles en plâtre des deux arcades opposées. Nous décrirons plus loin, en détail, le manuel opératoire que tout médecin peut exécuter facilement.

Les gouttières construites avec ce perfectionnement sont nombreuses. La plupart sont décrites dans l'ouvrage de Kingsley : signalons seulement pour la rejeter celle de Béan (Kingsley, page 385) qui immobilise le maxillaire inférieur.

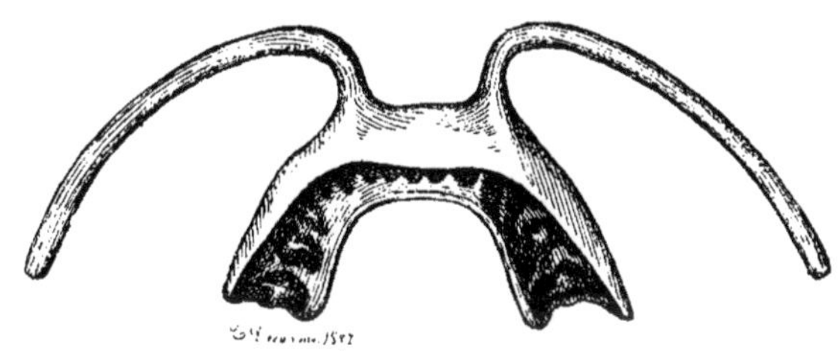

Fig. 1.

(F.) Appareil Kingsley. — Un des meilleurs appareils employés en Amérique est celui de Kingsley. Hamilton dans son traité des fractures et luxations, le cite longuement et en recommande l'usage.

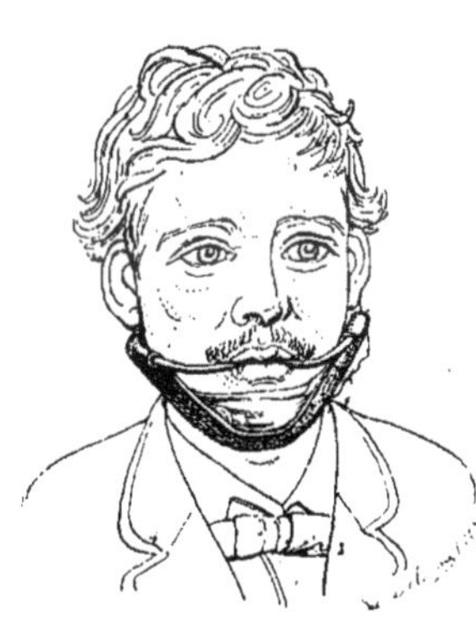

Fig. 2.

Cet appareil, que nous reproduisons ici (*fig. 1 et 2*), se compose d'un gouttière en caoutchouc durci, façonnée sur un modèle en plâtre du maxillaire reconstruit dans sa forme. A cette gouttière sont fixées sur les côtés deux tiges de fer qui se recourbent pour sortir de la bouche au niveau des commissures, et longent la face externe des joues. La pièce mentonnière est une simple plaque de bois échancrée en son milieu pour ne pas comprimer la

(1) Kingsley, loc. cit.

région sus-hyoïdienne et dépassant latéralement les bords du maxillaire. Une lame de caoutchouc réunit les deux tiges métalliques en passant au-dessous de la plaque sous-mentonnière ; l'appareil est ainsi fixé et adhère au corps de la mâchoire.

En lisant pour la première fois la description de cet appareil, nous lui avons fait *à priori* quelques reproches que son application dans un cas de fracture *(obs. 19)* a de tous points confirmés. Nous ne parlerons pas de la matière dont est faite la gouttière buccale, car Kingsley tout en employant le caoutchouc durci s'est aussi servi parfois des gouttières métalliques. Cependant nous croyons qu'il est préférable d'employer autant que possible des lames d'acier qui sont beaucoup plus minces, moins encombrantes, et qui, tenant peu de place dans la bouche, diminuent la salivation et laissent moins s'accumuler dans les angles les débris alimentaires.

De plus, la plaque sous-mentonnière, fixée seulement par les lacs qui réunissent les deux tiges métalliques, peut glisser en avant ou par côté.

Les tiges métalliques reliées à la gouttière buccale sont gênantes; la nuit, elles empêchent le décubitus latéral. Dès que le blessé est couché sur le côté, la pression exercée par la tête se transmet à la tige correspondante, sorte de levier qui tend à faire basculer la gouttière. C'est ce que nous avons vu dans l'observation 19; c'est aussi la constatation faite par un de nos collaborateurs qui eut la patience de porter cet appareil pendant trois jours consécutifs.

Nous ferons encore à l'appareil de Kingsley le reproche de ne pas faciliter les pansements de la région mentonnière, sous peine de permettre le déplacement des fragments. En effet, pour faire un pansement, on est obligé d'enlever la plaque mentonnière et de la séparer des deux lacs qui l'unissent aux tiges métalliques de la gouttière. Dès lors, cette dernière n'est plus absolument maintenue, et pour peu que la fracture soit compliquée et le déplacement rebelle, celui-ci tend à se reproduire. Cet inconvénient est léger dans les cas simples : mais nous avons vu un certain nombre de fractures dans lesquelles la tendance au déplacement était si prononcée pendant les premiers jours que le moindre relâchement de l'appareil était suivi aussitôt d'une reproduction du déplacement. En pareil cas, les pansements sont difficiles avec l'appareil de Kingsley, le nôtre, au contraire, permet de les exécuter en toute sécurité.

CHAPITRE II

ANATOMIE PATHOLOGIQUE DES FRACTURES DU MAXILLAIRE INFÉRIEUR

A. Fractures uniques : *a.* verticales ; *b.* obliques ; *c.* irrégulières. B. Fractures multiples : *a.* fracture double ; *b.* fracture avec un grand nombre de fragments ; *c.* fracture du condyle ; *d.* fracture de la branche montante ; *e.* fracture avec perte de substance.

Nous n'avons pas l'intention d'entrer dans de longs développements sur l'anatomie pathologique des fractures du maxillaire : ce serait nous éloigner du but de notre travail ; toutefois nous indiquerons les principaux déplacements auxquels donnent lieu ces fractures avant de décrire les moyens de les combattre.

Nous laissons de côté les fêlures, fractures incomplètes, fractures partielles d'un bord, d'une alvéole, etc. ; quoique notre appareil puisse dans ces cas rendre des services, ils ne sont pas assez démonstratifs pour nous arrêter, le déplacement étant nul ou insignifiant. L'os n'étant pas interrompu dans toute sa hauteur conserve sa forme générale et sa situation. Il n'en est plus de même dans les fractures complètes, uniques ou multiples : les traits de fractures peuvent être verticaux, obliques, ou plus ou moins irréguliers. Nous examinerons séparément les déplacements possibles dans ces diverses fractures.

A. Fractures uniques. — Elles sont verticales, obliques ou irrégullères,

a. Verticales. La fracture verticale s'observe quelquefois sur la ligne médiane du maxillaire ; elle est signalée dans plusieurs de nos observations (*obs. 35.37.39.40*).

Elle ne s'accompagne pas ordinairement d'une déformation marquée. Le déplacement le plus fréquent se fait suivant la hauteur et son sens est indifférent, soit en haut, soit en bas. Mais si la fracture verticale siége sur les parties latérales du maxillaire, c'est ordinairement le fragment le plus long qui s'abaisse, et le plus court ou postérieur qui s'élève. Le déplacement suivant l'épaisseur est très peu marqué et le chevauchement est l'exception.

La fracture qui siége à la symphyse présente ordinairement une direction verticale ; mais cette verticalité n'est pas toujours absolue et un des fragments peut être taillé plus ou moins en biseau (*obs. 35, 37. 39*).

Il en est de même pour les fractures lattérales, où le trait de fracture peut ne pas être tout à fait vertical, mais présenter un biseau pour un des fragments : dans la majorité des cas, ce biseau est taillé aux dépens de la face externe pour le fragment antérieur. D'ailleurs, comme dans les fractures latérales, purement verticales, on constate un abaissement du fragment le plus long et un léger changement selon l'épaisseur : mais, en outre, la disposition particulière de la ligne de fracture fait naître un troisième déplacement qui se produit suivant la longueur, c'est le chevauchement.

Difficile dans les fractures verticales, dans lesquelles, à moins de déplacement latéral considérable, les deux surfaces de section sont toujours opposées, le chevauchement est presque inévitable quand ces fragments sont taillés en biseau ; ces derniers glissent alors l'un sur l'autre avec la plus grande facilité. De plus, comme on le verra bientôt, les fractures dont la direction est oblique, présentent le plus souvent la même direction, c'est-à-dire, que leur obliquité a lieu d'avant en arrière et de dehors en dedans. La même observation est applicable aux fractures verticales en biseau ; dès lors, en vertu de cette disposition, le fragment postérieur se porte en dehors et l'antérieur en dedans.

Aussi, tandis que les fractures verticales directes étaient accompagnées d'un double déplacement, les verticales en biseau commandent une triple déviation : 1° Selon la hauteur ; 2° selon l'épaisseur ; 3° selon la longueur ou chevauchement.

B. Obliques. — Elles siègent sur les parties latérales du maxillaire, presque toujours : En outre, un point important et sur lequel nous insistons, c'est que l'obliquité du trait de fracture se fait à peu près constamment dans le même sens, c'est-à-dire, de haut en bas, d'avant en arrière et de dehors en dedans. La disposition inverse peut exister, mais elle est rare.

L'obliquité n'est pas toujours parfaite, et un biseau peut exister. Dans ce cas, c'est le fragment antérieur qui est taillé aux dépens de sa face externe : aussi le fragment postérieur se porte-t-il le plus souvent en dehors. Le déplacement contraire existe, mais tous les auteurs s'accordent à en admettre

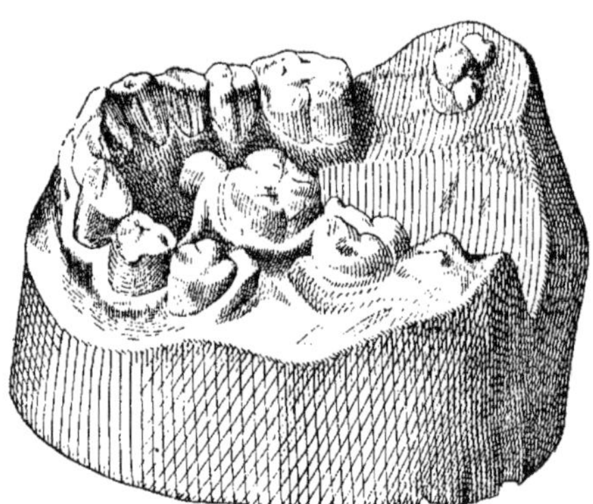

Fig. 3.

la rareté. Quant à nous, nous l'avons rencontré neuf fois dans nos observations (*obs. 9. 12. (fig. 3.) 20. 21. 23. 28.34.35. 41.* 5 fractures simples, 4 fractures doubles) ; dans un cas même où

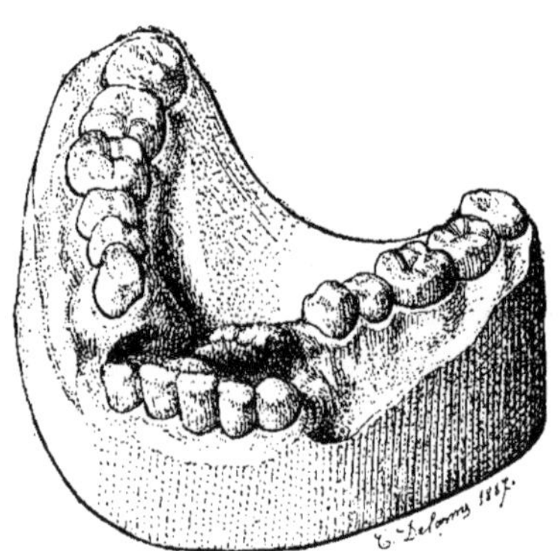

Fig. 4.

la fracture était double les deux fragments postérieurs étaient portés en dedans (*obs. 21, fig. 4.*).

Malgaigne a de son côté insisté également sur cette déviation en dedans du fragment postérieur ; il cite une observation de fracture double, dans laquelle un fragment postérieur se portait en dedans, pendant que celui du côté opposé était dévié en dehors.

Il ne faut pas croire qu'il existe toujours dans les fractures obliques une déviation latérale des fragments ; on ne constate parfois qu'un seul déplacement, c'est l'élévation du fragment postérieur ; il peut même n'exister aucun déplacement ; en tous cas, nous n'avons jamais constaté l'abaissement du fragment postérieur.

Ainsi les fractures obliques s'accompagnent d'un triple déplacement.

1° Elévation du fragment le plus court ;

2° Chevauchement plus ou moins marqué ;

3° Déplacement latéral du fragment postérieur qui se porte le plus souvent en dehors, rarement en dedans.

Fractures irrégulières. — Pour terminer l'étude des fractures uniques, il nous resterait à faire l'étude des fractures irrégulières, c'est-à-dire à traits plus ou moins sinueux, coupés par des traits secondaires, à surfaces munies de prolongements et de dépressions, parfois esquilleuses : mais il serait difficile d'indiquer d'une manière générale suivant quel mode se fait la déformation, le déplacement dans ces cas n'est soumis à aucune règle fixe et varie selon le traumatisme, la forme et la direction de la fracture.

L'étude des fractures uniques nous permet de poser les conclusions suivantes relatives aux déplacements.

1° Le déplacement suivant la hauteur, indifférent dans les fractures symphysaires, consiste dans l'élévation du fragment postérieur, le plus court, et l'abaissement du plus long, le fragment antérieur, s'il s'agit de fractures latérales, soit verticales, soit obliques ;

2° Le déplacement suivant l'épaisseur, insignifiant dans les fractures verticales, très accusé dans les fractures obliques ou en biseau, a pour effet de porter le fragment postérieur en dehors, plus rarement en dedans.

3° Le déplacement suivant la longueur ou chevauchement, très rare dans les fractures verticales, accompagne presque toujours les fractures en biseau ou obliques; et dans ce cas, le fragment le plus long est porté en arrière.

Cette direction de chevauchement sera mieux comprise après l'étude des fractures multiples.

Enfin nous ajouterons une variété de déplacement plus rare, consistant en un mouvement de rotation autour de l'axe du corps de la mâchoire tel qu'au niveau de la solution de continuité, les fragments se rapprochent par leur bord inférieur et s'écartent à leur bord supérieur ou dentaire. Ce phénomène d'écartement en V des fragments se produit d'autant plus que le malade ferme la bouche avec plus de force, et que les muscles abaisseurs sont par conséquent plus fortement tendus.

B. Fractures multiples. — *(a). Fractures doubles.* Parmi ces fractures, nous distinguerons d'abord celles qui divisent le maxillaire en trois fragments ou fractures doubles. Ces solutions de continuité sont assez fréquentes, et dans nos observations personnelles, nous comptons dix-neuf cas de fracture doubles. Dans presque tous, les traits de fracture siègeaient l'un à droite l'autre à gauche, de manière à intercepter entre eux un fragment médian ou moyen. Dans quelques cas, cependant, les solutions de continuité se font d'un même côté, le fragment moyen est alors latéral (*obs. 5. 16.*). Malgaigne en a représenté deux exemples dans son Atlas (*planche III fig. 3 et 1*). C'est ce qui se produit encore dans les cas où un trait de fracture passe par la symphyse (*obs. 31 et 11*).

La direction du trait de la fracture est semblable à celle que nous avons décrite pour les sections uniques. Aussi et le plus souvent, est-elle oblique de haut en bas et d'avant en arrière, tout en sectionnant le fragment antérieur aux dépens de sa face externe. De là le déplacement en dehors et en haut des fragments postérieurs ; en dedans et en bas du fragment antérieur. Ce dernier subit même, dans certains cas, une sorte de mouvement de bascule tel que le bord supérieur s'incline en avant, l'inférieur se dirigeant en arrière mais ce mouvement est, en général, peu accentué,

De même que pour les fractures uniques, nous trouvons ici des variétés dans le déplacement ; un des fragments postérieurs, ou tous les deux peuvent être déviés en dedans (*obs. 21, fig. 1*) ; le plus souvent, c'est d'un seul côté qu'on trouve un semblable déplacement. Nous l'avons observé trois fois sur dix-neuf cas de fractures doubles (*obs. 9, 31, 11*).

Dans les cas précédents où le déplacement était lié à la direction de la fracture, la réduction a été facilement obtenue ; mais quelquefois, la solution de continuité se présente sous un aspect différent et la réduction devient presque impossible.

Malgaigne représente dans son atlas deux de ces cas (*planche III*) : dans l'un (*fig. 4*) le fragment moyen est renversé complètement de telle façon que sa face externe est devenue supérieure dans l'autre (*fig. 3*), le fragment moyen était taillé aux dépens de sa face externe en arrière et pouvait facilement se dévier en dedans; mais en avant, au contraire, il était découpé obliquement aux dépens de sa face interne, ce qui aurait dû faciliter son déplacement en dehors : cependant, la violence du traumatisme l'avait poussé en dedans, de telle sorte que les extrémités des biseaux de la fracture se touchaient par leurs faces lisses; la réduction directe était impossible. Un semblable déplacement est exceptionnel : aucun appareil n'est capable de remédier à une semblable lésion; si la réduction peut réussir grâce à certaines manœuvres, on retombe dans les cas ordinaires, où les appareils peuvent maintenir les fragments réduits.

Signalons aussi la variété de déplacement par rotation, indiquée pour les fractures uniques, et plus fréquente peut-être dans les fractures doubles.

b. Fractures avec un grand nombre de fragments, — Après les fractures doubles viennent celles qui comprennent quatre, cinq ou un plus grand nombre de fragments; nous n'avons rencontré, pour notre part, que trois cas de ces fractures multiples (*obs. 10. 30. 36*).

Dans les cas où la section est produite par une arme à feu, on peut observer de grandes pertes de substance, de nombreuses esquilles, des délabrements plus ou moins étendus. Ici les déplacements sont variables suivant la gravité du traumatisme. Ils ne se prêtent pas à une description régulière.

c. Fractures du col du condyle. — Nous croyons devoir mentionner ici une autre variété de fractures multiples, au traitement de laquelle nous avons appliqué notre appareil avec succès : c'est la fracture du col du condyle. Nos observations en présentent un seul exemple (*obs. 5*).

Examinons le cas où un trait de fracture passe au niveau du col du condyle, l'autre siégeant en un point quelconque du corps de l'os. La partie postérieure du fragment moyen subit dans ce cas un triple déplacement; elle est attirée en haut par les muscles temporal, masséter et ptérygoïdien interne, elle est en même temps portée en avant par le ptérygoïdien et le temporal. En effet, l'os étant séparé de son condyle remonte dans la fosse temporale en passant au-devant du tubercule de l'apophyse zygomatique; le fragment moyen est enfin attiré en dedans par le ptérygoïdien interne, ce qui rétrécit d'autant l'ellipse maxillaire en arrière et favorise son écartement en avant. C'est ainsi que dans notre observation 5, l'écartement antérieur est de 0 m. 01, en arrière, la distance qai sépare les molaires au lieu de 0 m. 04, chiffre normal, n'est plus que de 0 m. 032; ce qui détermine un aplatissement de la face de ce

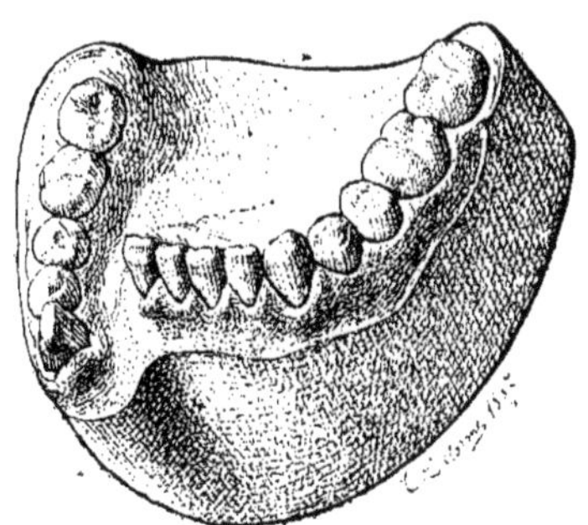

Fig. 5. (Obs. 5)

côté. La figure 5 reproduit cette déformation. La fracture du col du condyle siège à droite, et le fragment moyen, qui est ici plus court, est fortement porté en avant. Son extrémité antérieure est déviée en dehors, tandis que sa partie postérieure est attirée en dedans.

De plus dans ces fractures spéciales, la partie antérieure du fragment moyen est oblique en dedans par son bord inférieur; elle est abaissée enfin, si elle comprend l'insertion des muscles sus-hyoïdiens.

d). Fractures de la branche montante. — Supposons maintenant un trait de fracture siégeant au niveau de la partie moyenne de la branche montante au-dessus de l'angle de la mâchoire (*obs. 22, 29, 30, 42*).

Le fragment postérieur comprend non-seulement le condyle, mais aussi l'apophyse coronoïde et par suite, l'insertion du temporal. Le fragment moyen subit dès lors des déplacements un peu différents. Le déplacement selon la hauteur existe toujours; il est provoqué par le masséter agissant sur le fragment moyen. Il en est de même du déplacement en dedans, lequel est commandé, comme dans le cas précédent, par le

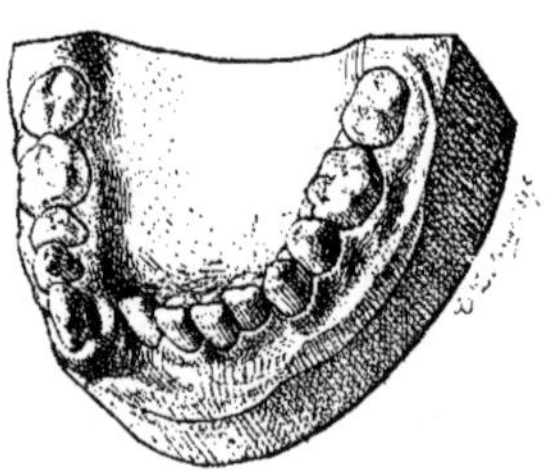

Fig. 6. (Obs. 29)

ptérygoïdien interne, mais au lieu d'être porté en avant, le fragment moyen est attiré en arrière par les muscles abaisseurs, dont l'action de rétraction se manifeste seule (*fig. 6.*).

e). *Fractures avec perte de substance.* — Il nous reste à mentionner les déplacements qui accompagnent les fractures avec perte de substance de l'os. Lorsque le délabrement des parties molles est très considérable et le plancher de la bouche détruit, il n'est pas rare que la langue pende au-devant du cou et que les fragments du maxillaire soient écartés au maximum. Lorsque le plancher de la bouche est conservé, les fragments ont, au contraire, une grande tendance à se rapprocher et à rétrécir l'arcade dentaire. Ce rapprochement, s'il n'est pas immédiat, se produit secondairement sous l'influence de la rétraction cicatricielle. Nous avons eu quelquefois à le combattre.

Les figures 7 et 8 représentent une fracture avec perte de substance. La première reproduit le déplacement très marqué des fragments en dedans, corrigé dans la figure suivante.

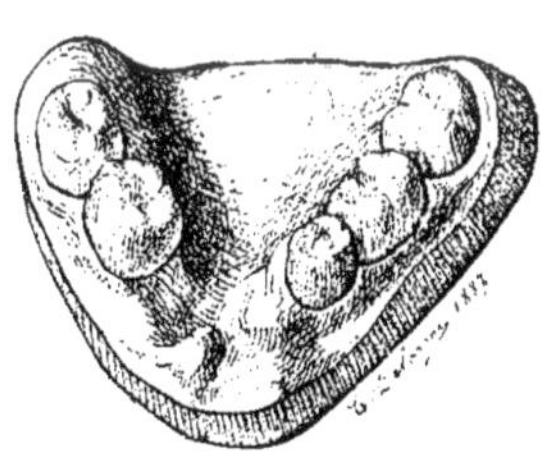

Fig. 7. Obs. 31)

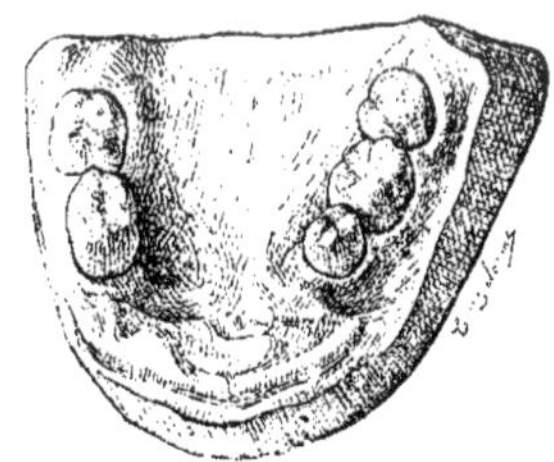

Fig. 8. (Obs. 31)

Il faut aussi considérer comme une perte de substance l'ablation d'une dent et de sa racine sur la limite de la section osseuse. L'alvéole se résorbe rapidement, et les dents se rapprochent, comblant le vide résultant de l'extraction ; aussi faut-il bien se garder d'extraire les dents chancelantes, et cela, non-seulement dans les premiers jours, mais encore lorsque la fracture paraît consolidée. Nous avons vu, en effet, dans des cas semblables les dents se rapprocher et l'arcade dentaire se rétrécir (*obs. 7, 13, 18*).

Nous n'insisterons pas davantage sur les considérations anatomo-pathologiques : il nous reste à chercher la cause et le mécanisme des divers déplacements que nous avons décrits.

CHAPITRE III

CAUSES ET MÉCANISME DES DÉPLACEMENTS

A. Fractures simples : *a*, déplacement suivant la hauteur ; *b*. latéral. chevauchement. B. Fractures multiples.

A. Fractures simples. — Les déplacements dans les fractures du maxillaire inférieur sont variables, tant au point de vue de leur direction que de leur degré d'intensité.

C'est ainsi que, dans la plupart des cas de fractures verticales médianes, on ne constate pas de déplacement : c'est que la cause fracturante n'a pas déchiré assez largement la muqueuse gingivale ou le périoste : les fragments sont plus ou moins solidement engrenés ; enfin, les forces qui agissent sur l'un et sur l'autre fragment se contrebalancent. Cependant, cette règle n'a rien d'absolu, et dans deux de nos observations de fractures symphysaires (*obs. 35. 39*), dont l'une par arme à feu, nous avons constaté un déplacement appréciable.

Nous faisons remarquer d'ailleurs qu'une fracture sans déplacement au début peut en présenter consécutivement et notamment si la fracture n'est pas traitée. La cause en sera dans la déchirure des brides périostiques par tentatives exagérées de mastication, les mouvements forcés, les abcès, suppurations, inflammations, ostéites amenant la formation de séquestres. De là, le précepte de traiter méthodiquement les fractures sans déplacement, pour éviter toute complication consécutive.

Sous l'influence des causes diverses signalées plus haut, et surtout si les tissus péri-osseux sont largement déchirés, les fragments peuvent se porter en sens divers : *a* en haut ou en bas, *b* en dehors ou en dedans, *c* en arrière directement. Ces déplacements peuvent être isolés ou combinés. Quelle en est la cause ?

Prenons pour type une fracture unique, à direction oblique et en biseau. Dans ce cas, le déplacement ordinaire consiste dans l'élévation du fragment le plus court ou postérieur qui est en même temps porté en dehors ; le fragment antérieur est abaissé, déplacé en dedans et chevauche plus ou moins sur le précédent. Rappelons que le déplacement inverse, quoique signalé, est très rare. Pourquoi donc la déviation affecte-t-elle presque toujours le caractère précédent ? Pourquoi dans certains cas est-elle modifiée ?

C'est ici le moment de passer rapidement en revue les diverses théories mises en circulation pour répondre à la question.

J. L. Petit croyait à l'action de la pesanteur : le fragment antérieur le plus long et par suite le plus lourd devait être entraîné par son propre poids. Cette théorie qui n'explique d'ailleurs que l'abaissement, n'est pas exacte, si on remarque que les fragments sont pourvus d'élévateurs puissants, combattant et au delà l'influence de la pesanteur.

Boyer revendiquait l'action de la contraction musculaire : le fragment postérieur était soulevé par les muscles masticateurs, sans intervention de leur contre-poids musculaire ordinaire ; le fragment antérieur s'abaissait au contraire, sous l'influence des sus-hyoïdiens. Cette théorie n'explique, comme celle de J. L. Petit, qu'une variété de déplacement ; nous verrons dans quelle mesure il est bon d'en tenir compte.

Houzelot, est également partisan de l'action musculaire : il attribue les mouvements de latéralité du fragment postérieur aux muscles ptérygoïdiens qui devaient l'attirer en dedans : mais l'observation démontre que ce fragment se dirige le plus souvent en dehors ; le déplacement en dedans est l'exception. Plusieurs de nos observations déjà citées, en sont des exemples.

Malgaigne critique les théories de la pesanteur et de l'action musculaire: pour lui, le déplacement dépend de « l'impulsion donnée par le choc aux fragments. » Pour que les parties soient disjointes, il faut que le traumatisme les ait d'abord déplacées ; c'est alors seulement que l'action musculaire intervient pour produire le déplacement définitif. « Mais il est essentiel de répéter, dit l'auteur que l'action « musculaire ne vient qu'en deuxième ordre, et ne saurait « produire de déplacement par elle-même. »

Cette opinion de Malgaigne nous paraît trop exclusive et une fracture sans déplacement au moment du traumatisme peut parfaitement se mobiliser dans la suite. Si les fragments ne sont pas maintenus par les liens fibreux circonvoisins; si le foyer s'enflamme et suppure, s'il se produit des pertes de substance par élimination d'esquilles, il n'est pas rare de voir survenir des déplacements secondaires, non pas cicatriciels, mais évidemment d'origine musculaire; il n'y a pas à compter, dans ces cas, avec l'impulsion donnée par le choc. Quoiqu'il en soit, le déplacement est produit d'emblée ou consécutivement; il nous reste à étudier la cause de sa persistance.

Voici les conclusions d'un travail de M. Foucher, inséré dans l'*Union médicale* en 1851, conclusions adoptées par les auteurs du compendium. (T. III, p. 593).

« 1° Quand la fracture est sans déplacement, les muscles « contribuent à maintenir les fragments en rapport; 2° S'il y a « un déplacement, c'est la direction de la fracture et celle de la « violence qui en commandent le sens; 3° L'action musculaire « n'agit sur le déplacement qu'en le maintenant tel que l'ont « produit les deux dernières causes. »

Ces deux dernières conclusions méritent d'être examinées; nous verrons plus loin ce que nous pensons du rôle du traumatisme, de la direction de la fracture et de l'action musculaire.

Quant à la première conclusion, elle nous paraît inadmissible : nous ne comprenons pas cette action fatalement immobilisante des muscles dans le cas d'absence de tout déplacement; si le malade ouvre la bouche, par exemple, le fragment postérieur n'a aucune tendance à s'abaisser pour suivre le mouvement; il doit plutôt obéir à la tonicité de ses élévateurs; nous ne faisons exception que pour les fractures symphysaires où les muscles se contrebalancent.

Voici comment nous comprenons le mode d'action des muscles dans la production des déplacements.

a). Déplacements suivant la hauteur. — Conformément aux idées de Boyer nous l'attribuons presque exclusivement à l'action des masticateurs qui élèvent le fragment postérieur.

Cette action est favorisée par la direction de la fracture, ordinairement oblique de haut en bas et d'avant en arrière : la partie postérieure de l'os a dès lors toute facilité pour se porter en haut.

D'autre part, les muscles sus-hyoïdiens tendent à exagérer ce déplacement en abaissant le fragment antérieur. Ces muscles ont une autre action physiologique sur laquelle nous insisterons bientôt, c'est d'attirer en arrière le fragment antérieur : on voit, dès lors, que ce dernier, taillé obliquement tend à passer au-dessous du fragment postérieur, d'après le sens commandé par la direction du trait de fracture. Voici donc deux causes, cette dernière adjuvante, la première essentielle.

Cette interprétation nous paraît d'autant plus vraie que, à moins de contracture des masséters, le fragment postérieur ne tend presque plus à s'élever, lorsque le blessé ouvre la bouche et qu'il suspend pour un moment l'action des muscles élévateurs. Bien plus, si l'on s'oppose à l'action de ces mêmes muscles en interposant entre les deux maxillaires, au niveau de l'angle de la mâchoire, un coin de bois empêchant l'ascension du fragment postérieur, l'abaissement du fragment antérieur n'existe plus.

Mais toutes les fractures ne sont pas obliques selon le type précédent : le trait de fracture peut être oblique de haut en bas et d'arrière en avant; l'élévation du fragment postérieur est dès lors gênée; les muscles abaisseurs qui sont, en même temps, rétracteurs font glisser le fragment antérieur sur le postérieur; ainsi qu'on l'a signalé, rarement il est vrai. Même dans ce dernier cas, le fragment postérieur pourra encore s'élever : c'est lorsque survient le déplacement latéral, le chevauchement; la surface oblique qui retenait la partie postérieure de l'os s'étant déplacée, celle-ci ne rencontre plus d'obstacles et obéit à la traction de ses muscles.

Nous rattachons donc le déplacement suivant la hauteur à deux causes, l'une faible, l'action des abaisseurs, l'autre énergique, l'action des élévateurs du côté lésé. Quant à la direction de la fracture, elle favorise ou gêne l'élévation du fragment postérieur ; rarement elle détermine le mode de déplacement en élevant le fragment antérieur. Nous attribuons donc aux muscles le principal rôle dans le déplacement selon la hauteur.

b). Déplacement latéral. — Chevauchement. — Si on fracture sur un cadavre le corps du maxillaire inférieur, et si, dans cette expérience, on déchire suffisamment les parties molles autour de la fracture, on constate une grande mobilité des fragments. Un condyle, en effet, pris séparément, laisse à l'os une grande liberté et lui permet de se mouvoir dans tous les sens. C'est à la continuité de l'os qui conjugue les deux condyles qu'on doit une certaine fixité latérale du maxillaire inférieur.

Si on a affaire à une fracture en biseau, les fragments ne peuvent se déplacer latéralement que dans la direction commandée par le biseau ; en sens contraire, les surfaces de section s'opposent et résistent. Le déplacement en ce sens ne peut s'observer que dans un cas exceptionnel, c'est celui déjà cité de Malgaigne, dans lequel les extrémités des biseaux de la fracture se touchent par leurs faces lisses. Une fois ce déplacement produit, il est fatalement persistant, à moins de manœuvres spéciales faisant exécuter aux fragments un mouvement inverse.

En dehors de cette exception, les fragments dans les fractures obliques sont mobiles dans un sens déterminé et peuvent chevaucher plus ou moins fortement. La direction de la fracture marque donc le sens du déplacement et Malgaigne y insiste avec raison ; mais il nous reste à chercher la cause directe du déplacement.

Nous pensons que là encore, il faut faire intervenir l'action musculaire ; voyons quels sont les muscles qui entrent en jeu. Houzelot croyait que les ptérygoïdiens attiraient toujours en dedans le fragment postérieur : l'auteur a raison dans les cas où la fracture est oblique de dedans en dehors et d'avant en arrière ; mais, dans tous les autres cas, l'observation des faits démontre que le fragment postérieur se porte en dehors.

L'action des masticateurs ne peut davantage expliquer la production de ce déplacement latéral. Par contre, on peut invoquer, avec raison, l'action des abaisseurs, qui comprennent le génio-hyoïdien, le mylo-hyoïdien et le digastrique. Ce sont eux, en effet, qui commandent l'ouverture de la bouche. Insérés d'une part à l'os hyoïde, qui dans cette action est immobilisé par les sous-hyoïdiens, ils vont d'autre part, se fixer au maxillaire inférieur.

Remarquons, en outre, que dans l'attitude verticale du sujet, ces muscles sont horizontaux et que, loin d'attirer verticalement en bas le maxillaire, ils tendent à le porter directement en arrière ; mais l'os fixé par ses deux condyles résiste au mouvement.

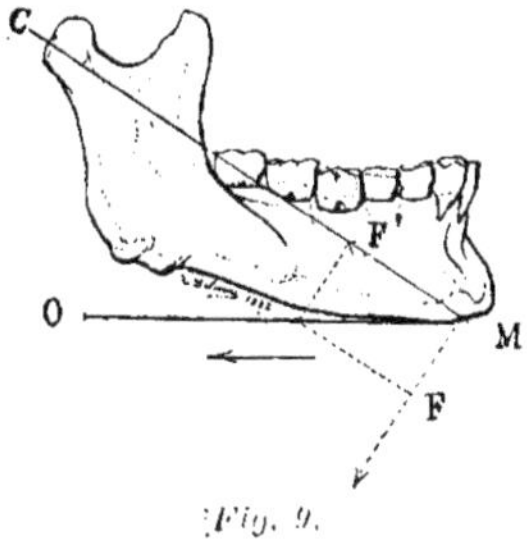

Fig. 9.

Comme les condyles sont situés au-dessus de l'os hyoïde, la force de traction se décompose en deux forces, l'une MF, qui tend à abaisser le maxillaire, l'autre MF', qui tend à le refouler en arrière dans la direction du condyle (*fig.* 9) et qui est annihilée par la fixité de ce dernier.

Le maxillaire n'est donc abaissé par les sus-hyoïdiens qu'en vertu d'une décomposition des forces : ces muscles sont par eux-mêmes essentiellement rétracteurs ; ils tendent à porter le menton dans la direction MO.

Nous les supposons insérés sur la ligne médiane : comme ils sont, en effet, symétriques par rapport au plan médian antéro-postérieur, la résultante de leurs actions séparées passe par la symphyse : elle est médiane et sensiblement horizontale.

Mais comment se manifeste l'action des abaisseurs, si l'os est fracturé et séparé d'un de ses condyles, en un point S par exemple (*fig.* 10) ? Nous figurons ci-contre un maxillaire vu en projection sur un plan horizontal ; il est représenté par la ligne courbe CAC', dans laquelle les points C et C' figurent les condyles et le point A la symphyse.

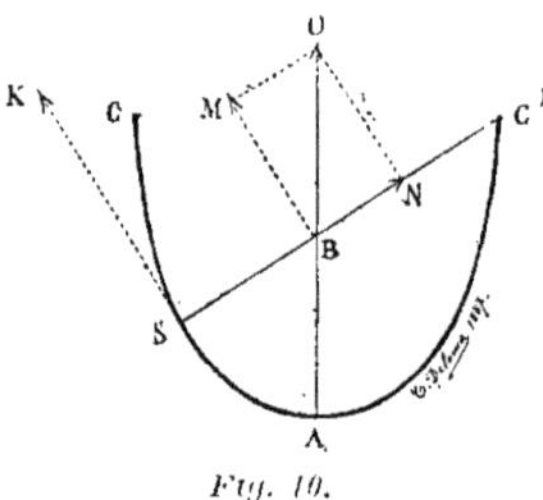

Fig. 10.

Les muscles sus-hyoïdiens, rétracteurs, agissent dans la direction AO. Nous supposons les fragments libres de toute adhérence et obéissant facilement à la traction des muscles.

Les rétracteurs agissant suivant la ligne médiane AO, et l'os étant fracturé en S, voyons ce que devient le point S lui-même que nous considérerons comme appartenant au fragment le plus long SAC'.

En vertu d'une loi de mécanique, la force agissant suivant AO, peut être appliquée en un point quelconque de sa direction, soit au point B. Cette force peut se décomposer en deux autres, l'une BC' dans la direction du point fixe C', l'autre BM, perpendiculaire à la précédente. La première force est annihilée par la résistance de C'. point fixe; la deuxième force agit seule dès lors sur le segment SAC' et le point S ne peut que tourner autour du point C' et être entraîné en arrière, en dehors de la courbe SC, suivant la ligne SK, parallèle à BM.

Il ressort de cet exposé que, dans une fracture unique du maxillaire, le fragment le plus long contenant les insertions des muscles géniens tournera autour de son condyle et que son extrémité sera portée en arrière et en dehors. Le calcul démontre que la puissance de cette déviation par la force BM augmente avec l'ouverture de l'angle MOB ou de l'angle OBN qui lui est égal. Or cet angle augmente d'autant plus que le point S s'éloigne de la symphyse; donc, théoriquement, la force avec laquelle se produisent le chevauchement et la déviation latérale est plus grande pour une fracture éloignée de la symphyse que pour une section qui en est rapprochée. La pratique confirme les résultats du calcul; les fractures divisant l'os au niveau des grosses molaires par exemple sont plus difficiles à maintenir, toutes choses égales d'ailleurs, que les fractures juxta-symphysaires.

Appliquons maintenant ces données à la clinique. On sait que, le plus souvent, les fractures latérales divisent obliquement le maxillaire d'avant en arrière, de haut en bas et de dehors en dedans et que le fragment antérieur se porte en dedans et s'abaisse.

L'explication de ces mouvements est facile : rien ne s'oppose en effet, à la rétraction de ce fragment; rien ne s'oppose à cette première direction imprimée par les sus-hyoïdiens, d'autre part, le même fragment devrait se porter en dehors, comme on l'a vu il y a un moment, pour le point S : mais la direction de la fracture est telle que par son extrémité le fragment antérieur rencontre le fragment postérieur et qu'il ne peut que le refouler en dehors. Par rapport à ce dernier, le fragment antérieur paraîtra déplacé en dedans.

Si la direction de la fracture est inverse, le fragment antérieur ne rencontrant point de résistance est soumis aux lois indiquées plus haut : il se portera donc non-seulement en arrière, mais aussi en dehors ; par suite, le fragment postérieur sera dévié en dedans, c'est le seul cas où la théorie de Houzelot soit applicable.

Ainsi, le sens du déplacement est commandé par la direction de la fracture, mais sa cause efficiente est l'action musculaire, Malgaigne admet que le traumatisme a une grande influence sur le déplacement : contrairement à l'éminent chirurgien, nous pensons que cette influence doit être beaucoup plus restreinte. Le seul rôle du traumatisme, suivant nous, est de donner à la fracture telle ou telle obliquité, de déchirer plus ou moins les parties molles, de rendre les fragments plus ou moins mobiles.

La preuve en est que, si l'on réduit la fracture, si on remet exactement les parties en place, on voit bientôt le déplacement se reproduire, et pourtant, dans ce deuxième déplacement, on ne peut invoquer l'action du traumatisme. Cette action est terminée, et les muscles seuls peuvent nous rendre compte du phénomène ; eux seuls sont la cause vraie, essentielle de tous les déplacements se reproduisant après la réduction.

Cette cause apparaît encore pour déterminer le déplacement par rotation, décrit avec les autres déplacements. Dans ce cas, les mylo-hyoïdiens sont les agents qui rapprochent les bords inférieurs des fragments en les attirant vers la ligne médiane et font bailler par conséquent les lèvres de la section osseuse au niveau de l'arcade dentaire. Ce sont encore les muscles que dans les cas de perte de substance osseuse avec conservation du plancher de la bouche rapprochent les fragments et rétrécissent l'arcade dentaire.

En résumé, l'action du traumatisme se borne à produire une division de l'os telle qu'un fragment ne peut se déplacer qui dans un sens déterminé.

En second lieu, la cause efficiente du déplacement immédia peut bien être parfois le traumatisme, mais la cause essentielle des déplacements consécutifs et des déplacements persistants est la contraction des muscles et surtout celle des sus-hyoïdiens.

On peut dès lors étendre facilement ces notions à toutes les variétés de fracture, et comprendre comment les sections en biseau favorisent le mieux les déplacements.

(B.) Fractures multiples. — Dans les fractures doubles, le fragment moyen est le plus souvent médian : il se porte ordinairement en bas et en arrière, pendant que, de chaque côté, les fragments postérieurs se portent en dehors. Cependant l'un d'eux et parfois tous les deux se dévient en dedans.

Pour comprendre la raison de ces déplacements; il faut se rappeler encore le mode d'action des muscles sus-hyoïdiens. Ils sont rétracteurs, on l'a vu, et ne produisent l'abaissement de la mâchoire que si celle-ci est fixée par les condyles. Après une fracture où la partie médiane de l'os comprenant l'insertion de ces muscles est mobilisée, ils agissent directement sur cette partie en l'abaissant un peu, mais surtout en l'attirant en arrière. C'est ce qu'on observe par exemple dans notre observation 29 : le fragment moyen, situé entre un trait de fracture à droite, et un second trait à gauche au niveau de la branche montante, est porté en arrière par l'action des muscles sus-hyoïdiens, et chevauche en s'élevant sous l'influence du masséter.

C'est pendant ce chevauchement que le fragment moyen agit pour refouler en dehors les fragments postérieurs dans la fracture oblique ordinaire, ou en dedans, dans l'obliquité contraire, qui est bien moins fréquente.

L'obliquité du trait de fracture détermine ici encore le sens du déplacement, et la cause active est toujours l'action musculaire.

Il en est de même des fractures triples, quadruples, etc., et les idées précédentes permettent de comprendre le mécanisme des déplacements observés dans ces cas.

Signalons dans les solutions de continuité à trois fragments un déplacement par rotation du fragment moyen, tel que sa face antérieure tend à devenir inférieure. Ce déplacement s'observe si la partie supérieure de l'os est fixée d'une manière quelconque; dans ces cas, les sus-hyoïdiens insérés à la partie inférieure la portent en arrière et déterminent le mouvement de bascule.

Dans quelques cas assez rares étudiés dans la thèse du Dr Decrossas (1), la rétraction du fragment médian a été assez forte pour déterminer des accidents de suffocation : la cause principale d'après l'auteur, doit en être cherchée dans le refoulement de la langue par le fragment osseux. Ces accidents cèdent aussitôt à la réduction et à la contention de la fracture.

(1) Decrossas, *Thèse*, Paris 1878.

Là encore, les muscles sont en cause, puisqu'ils rétractent le fragment moyen.

En résumé, les muscles jouent le principale rôle dans la production et le maintien des déplacements; leur persistance s'explique par la persistance des contractions, et de la tonicité musculaire. On doit, en effet, se rappeler que les fractures provoquent par voie réflexe, des contractions exagérées des muscles voisins de la fracture.

Cette étude des déplacements nous conduit directement à l'examen des appareils propres à les combattre, et des conditions que ceux-ci doivent remplir.

CHAPITRE IV

DES CONDITIONS QUE DOIVENT RÉALISER LES APPAREILS. APPAREIL DE L'AUTEUR

A. Gouttière buccale. B. Moyen de fixation de la gouttière. C. Plaque sous mentonnière.

Les fractures du maxillaire inférieur, nous l'avons déjà vu, se présentent avec trois déplacements principaux : 1° l'élévation du ou des fragments postérieurs. 2° le déplacement latéral, 3° le chevauchement. Nous aurons à les combattre d'une manière permanente, puisque la tonicité et la contraction des muscles tendent constamment à les reproduire.

Or, le maxillaire inférieur n'est accessible aux moyens de contention que par ses bords. Nous laissons de côté sa face antérieure ou convexe garnie de parties molles sur laquelle on ne peut prendre de point d'appui sérieux ; nous en avons fait l'expérience (*obs. I*).

Le bord le plus utile au point de vue des appareils est le bord supérieur ou alvéolaire. Il est évident que si l'on parvient à immobiliser l'arcade dentaire, on s'oppose à tout déplacement.

Aussi n'est-il pas étonnant qu'on ait cherché dès le principe à fixer par des ligatures les dents voisines de la solution de continuité. Nous ne rappellerons pas les désavantages de l'enlacement des dents. L'expérience prouve que l'effort musculaire, portant sur un petit nombre de dents, les a vite ébranlées. Un principe doit être admis dans le traitement des fractures du maxillaire, à savoir que, *quelle que soit la fracture, la partie buccale de l'appareil doit prendre son point d'appui sur l'arcade dentaire tout entière.*

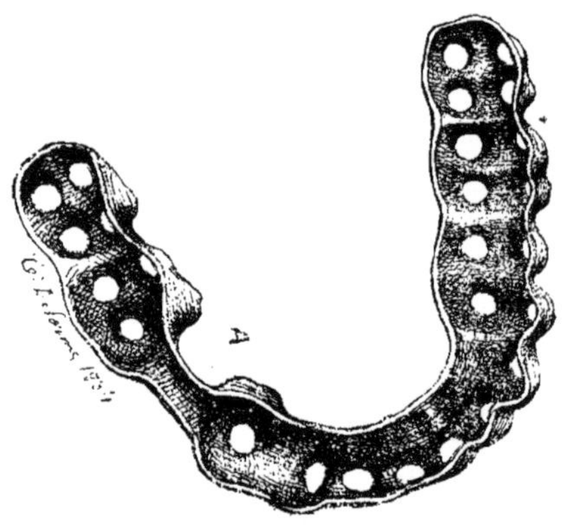

Fig. 11

A. Pièce buccale. On n'emploie plus aujourd'hui que des gouttières façonnées sur un modèle du maxillaire réduit. Ces gouttières doivent être assez résistantes pour ne pas se déformer dans le cours du traitement, et assez minces pour ne pas causer de gêne, et permettre des lavages faciles. Elles doivent être inaltérables dans les liquides buccaux, et enfin ne toucher en aucun point les gencives sous peine d'en provoquer l'inflammation.

Toutes ces conditions sont réunies par nos gouttières métalliques (*fig. 11*) modelées sur un moule du maxillaire réduit et reproduisant toutes les saillies et tous les vides (A) de l'arcade dentaire. Nous préférons, au caoutchouc employé par quelques auteurs, la tôle d'acier, beaucoup plus résistante sous une épaisseur minime (trois dixièmes de millimètre). Cette épaisseur est si faible que pour faciliter l'introduction et l'ablation de l'appareil, nous nous servons de deux gouttières s'emboîtant exactement ; la plus superficielle porte seule le ressort contentif (*fig. 12*).

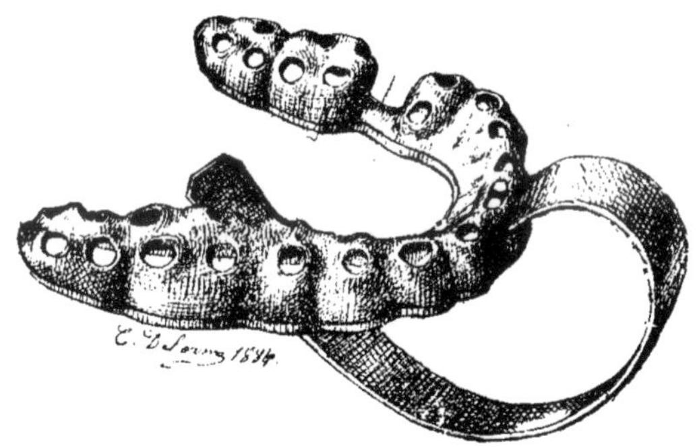

Fig. 12

Cette double gouttière n'occupe dans la bouche qu'une place insignifiante ; elle ne gêne pas le blessé et permet la mastication, et les lavages de la bouche. Soigneusement étamée elle ne s'oxyde guère. Nous nous sommes assuré, en la reportant sur le modèle primitif, qu'après un séjour de plus d'un mois dans la bouche, elle n'était aucunement déformée.

Comme on peut le constater sur les fig. 11 et 12, notre gouttière est percée à jour sur sa face supérieure dans tous les points correspondants aux tubercules dentaires. Ces ouvertures permettent à un fort courant d'eau de pénétrer entre la gouttière et les dents et d'entraîner le pus ou les aliments qui auraient pu s'y glisser.

Une gouttière semblable appliquée sur l'arcade dentaire après réduction de la fracture recevra chaque dent dans chacun de ses alvéoles, et maintiendra la réduction de la fracture si elle reste bien en place et qu'elle soit fixée sur l'arcade. Supposons cette condition réalisée.

Le déplacement latéral des fragments devient impossible, puisque la gouttière embrasse exactement les dents. Par suite, le chevauchement disparaît, puisqu'il suppose une déviation latérale préalable. Pour que chevauchement et déplacement latéral se reproduisent, il faut que les dents quittent leur gouttière. Le problème consiste donc dans la fixation de la pièce buccale sur l'arcade dentaire qu'elle ne doit pas quitter.

(*B*) *Moyen de fixation de la gouttière buccale.* — Trois moyens s'offrent à nous ; 1° on peut appliquer le maxillaire inférieur contre le supérieur servant d'attelle, en le fixant avec une fronde ou un chevestre. Cette méthode qui rend l'alimentation et les lavages difficiles doit être rejetée.

2° On peut encore à l'aide de vis passant dans les intervalles des dents, rendre la gouttière solidaire de l'arcade dentaire. Ce moyen de contention dont nous avons usé (*obs.* 9) serait défectueux, s'il était seul employé. Dans les cas simples il est inutile et si la résistance est grande, les dents pourraient être ébranlées, et la pression des vis déterminerait rapidement l'usure de l'émail, d'où carie consécutive. Nous pensons qu'il ne doit être employé que dans des cas exceptionnels, et comme adjuvant à d'autres moyens de contention (Voir plus loin *fig.* 21).

3° On peut enfin, en prenant un point d'appui sous le menton, faire exercer à la gouttière une pression de haut en bas qui la fixe au maxillaire. Kingsley s'est servi dans ce but de lames élastiques agissant sur deux bras de leviers situés latéralement. Nous avons critiqué cet appareil, lui reprochant de ne plus maintenir les fragments pendant les pansements, et d'interdire au blessé le décubitus latéral.

Nous croyons préférable de se servir d'un ressort unique médian en tôle d'acier, tel qu'il est représenté dans notre figure 12. A l'état de repos, l'extrémité libre de ce ressort fait saillie entre les branches de la gouttière : tendu et fixé par son extrémité libre sous le menton, il appliquera la gouttière sur l'arcade qu'elle recouvre.

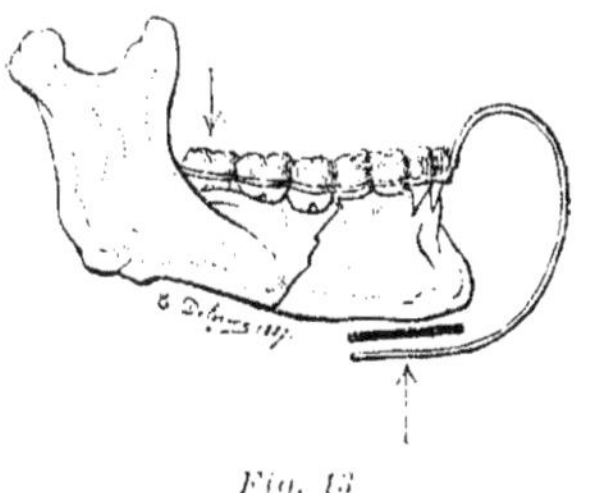

Fig. 13

L'action de ce ressort est démontrée par la figure schématique ci-contre (*fig.* 13) dont la seule inspection montre que l'effet porte surtout sur le fragment postérieur qui tend à s'élever. D'autre part, la contre-pression du ressort sous le menton tend à élever le fragment antérieur abaissé.

Dans la grande majorité des cas, l'appareil ainsi disposé suffit à maintenir réduits les fragments du maxillaire. Nous verrons dans un chapitre suivant comment, par un moyen bien simple, on peut forcer à s'abaisser le fragment postérieur dans les cas compliqués où il s'élève malgré tout.

(C) Plaque sous-mentonnière. — Nous avons supposé que le ressort adapté à la gouttière prenait un point d'appui sous le menton. Pour que le ressort ait constamment son action, il est nécessaire que son extrémité ne se déplace pas, qu'elle suive dans tous ses mouvements le maxillaire sans jamais le quitter.

L'expérience nous a montré qu'une simple pelote sous-mentonnière, telle que l'employait Morel-Lavallée, est le plus souvent insuffisante, car cette pelote se déplace facilement. Il est nécessaire de placer sous le menton une sorte de gouttière qui l'embrasse en avant et en bas et se prolonge latéralement du côté des joues, sans les comprimer toutefois pour ne pas repousser les fragments en dedans. Les extrémités de cette gouttière peuvent, grâce à de petits crochets, fixer des bandes de caoutchouc passant l'une sur le sommet de la tête, l'autre en arrière d'elle. Le plus souvent, il suffit d'une seule bande passant sur le sommet de la tête. De la sorte la gouttière fait corps avec le maxillaire. Elle ne peut ni s'échapper en bas, ni glisser par côté ; l'élasticité de la bande de caoutchouc n'empêche pas l'ouverture de la bouche. Il est facile de souder à la partie inférieure et médiane de cette pièce une mortaise qui reçoive l'extrémité du ressort, et la maintienne fixée à l'aide d'une vis. Les conditions que nous supposions en étudiant l'action du ressort sont donc réalisées.

Nous avons apporté à la plaque sous-mentonnière quelques modifications qui, sans en changer la forme, la rendent plus utile dans la pratique. Lorsque M. le professeur Gayet nous confia le premier blessé que nous eûmes à traiter, nous crûmes qu'il serait bon de mouler sur le menton la plaque sous-men-

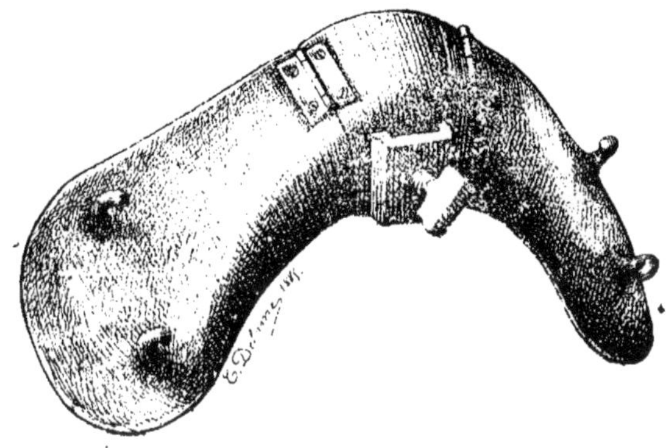

Fig. 11

tonnière, et nous plaçâmes dans cette gouttière une masse de gutta-percha exactement moulée sur le menton. Mais bientôt la salive, le pus, les débris alimentaires se glissèrent entre la gutta et la peau, et formèrent avec les poils qui devenaient plus longs un magma infecte et extrêmement irritant. Nous supprimâmes la gutta pour la remplacer par des compresses qui s'imbibèrent bien vite et qu'il fallut renouveler. Mais ces soins exigeaient le retrait de l'appareil, et provoquaient des secousses et des ébranlements des fragments. Nous avons pu rapidement éviter cet inconvénient en articulant la plaque mentonnière, comme il est indiqué dans la figure 14.

La figure 15 nous montre l'appareil en place. La plaque sous-mentonnière est garnie intérieurement de compresses; un pansement est appliqué sur les abcès, s'il en existe. Pour renouveler le pansement et changer les compresses, il suffit de retirer de leurs crochets les bandes de caoutchouc. Les parties

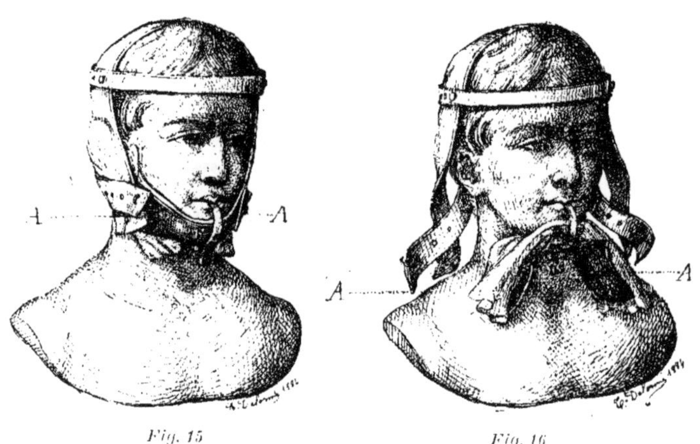

Fig. 15 *Fig. 16*

latérales de la gouttière mentonnière, ses ailettes (A) mobiles se rabattent aussitôt (*fig. 16*) pendant que la partie médiane maintient toujours l'extrémité du ressort. On peut alors écarter légèrement cette partie médiane sans rien déranger dans la contention de la fracture pour retirer et remplacer les compresses sous-mentonnières. Cela fait, les ailettes sont relevées et fixées de nouveau aux bandes de caoutchouc. Cette petite opération est si simple que nous pouvons sans danger en confier le soin au blessé lui-même qui renouvelle sa compresse dès que le besoin s'en fait sentir.

Cet appareil, si facile à surveiller lorsqu'il est en place, peut aussi s'appliquer facilement. Cependant si la gouttière buccale est unique, il n'est pas rare qu'on éprouve quelque embarras lorsqu'il faut à la fois, et maintenir la gouttière sur l'arcade dentaire, et fixer sous le menton l'extrémité libre du ressort. Il n'est pas rare qu'à ce moment les fragments se déplacent. Pour y remédier, nous avons construit deux modèles de la gouttière buccale s'emboîtant exactement. L'inférieur dépourvu de ressort s'applique sur l'arcade et sert à la maintenir. Pendant ce temps rien n'est plus simple que de fixer sous le menton le ressort dont est pourvu la deuxième partie de la gouttière et d'appliquer celle-ci sur la première partie déjà en place dans la bouche. Ces deux gouttières réunies ne représentent pas plus d'un demi-millimètre d'épaisseur.

Tel est l'appareil type que nous avons bien des fois employé. A part quelques modifications de détail nécessitées par des cas particuliers, nous l'avons utilisé tel que nous l'avons décrit. Sa simplicité, la contention exacte des fragments qu'il produit, la facilité avec laquelle il permet les lavages et l'asepsie de la bouche doivent d'autant mieux le faire adopter que le plus souvent il supprime la douleur chez le blessé ; cette suppression de la douleur après la pose de l'appareil est si constante que, lorsqu'elle ne se produit pas, nous cherchons si la réduction est bien exacte, s'il n'y a pas quelque défaut dans l'appareil.

Il nous suffira d'ajouter que nous permettons au blessé et sans aucun inconvénient, non seulement de parler, mais encore de manger dès le second ou le troisième jour le régime ordinaire des salles d'hôpital.

Qu'il nous soit permis de citer la conclusion d'un travail de M. le Dr Pollosson, professeur agrégé, chirurgien en chef désigné de l'Hôtel-Dieu (*Lyon-médical*, octobre 1885).

« L'appareil est surtout précieux dans les fractures graves, incoercibles, compliquées ; il ne le cède alors à aucun autre moyen de contention, y compris la suture osseuse. »

CHAPITRE V

DE QUELQUES MODIFICATIONS DE L'APPAREIL RÉPONDANT A DES INDICATIONS PARTICULIÈRES

A. Pointes pénétrantes. B. Remplacement d'une dent de chute récente. C. Coins intermaxillaires. D. Vis interdentaires. E. Appareil à refoulement. F. Ecartement des bords inférieurs des fragments. G. Pertes de substance avec rapprochements des fragments.

Un seul appareil ne saurait convenir à toutes les variétés de fractures. Aussi avons-nous dû, dans un certain nombre de cas, modifier telle ou telle partie, ajouter des pièces nouvelles, pour parer à diverses complications.

Nous décrirons ici les pointes pénétrantes, ajoutées à la gouttière buccale, le remplacement d'une dent de chute récente, les coins intermaxillaires, les vis interdentaires, l'appareil à refoulement, un moyen d'écarter les bords inférieurs des fragments du maxillaire ; enfin nous traiterons du mode d'écartement des fragments rapprochés dans les cas de perte de substance.

A. Pointes pénétrantes. — Notre gouttière buccale suppose une arcade dentaire sinon complète, du moins pourvue d'un nombre suffisant de dents. Lorsque celles-ci manquent complètement, le bord supérieur du maxillaire dépourvu de saillies ne saurait fixer la gouttière. Mais celle-ci ne pourra plus glisser, si elle possède à sa face inférieure une ou plusieurs pointes aigües qui pénétreront dans le

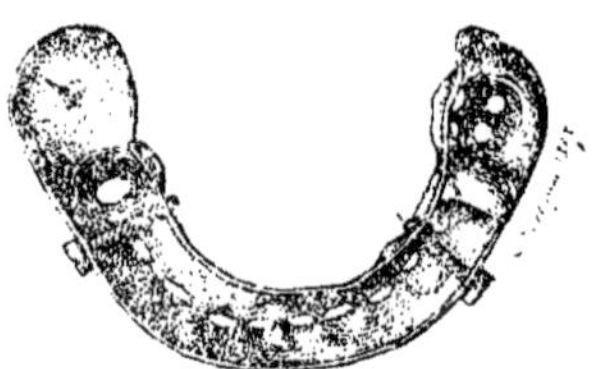

Fig. 17. (Obs. 9)

bord supérieur de l'os. Ces pointes, nous l'avons observé, sont parfaitement tolérées. Elles sont aussi fort utiles dans le cas d'absence partielle des dents. Un fragment ne portant pas de dents, ou n'en ayant qu'une, ou encore en portant deux plus ou moins ébranlées, recevra avec avantage une pointe qui aidera puissamment à sa constitution (*fig.* 17).

(B) Remplacement d'une dent de chute récente. — Lorsque la chute d'une dent s'opère loin du foyer de la fracture, l'accident est de peu d'importance ; mais il en est autrement lorsqu'elle s'opère sur le bord de la solution de continuité. Nous avons considéré plus haut (*page* 25) cette chute comme une véritable perte de substance, et nous avons montré qu'alors les fragments ont une tendance extrême à se rapprocher pour combler le vide produit. Aussi recommandons-nous de ne jamais, en pareil cas, faire l'ablation d'une dent, même chancelante. Celle-ci peut à la longue se consolider, et dut-elle tomber plus tard, du moins aura-t-elle empêché le rapprochement des fragments. Si la chute est un fait accompli de par le

traumatisme, nous conseillons de la remettre en place, et en son absence de placer dans l'alvéole un cône d'étain de même forme, soudé à la gouttière et qui restera jusqu'à la consolidation *complète* de la fracture. Nous disons complète, car nous avons vu l'ablation tardive d'une dent, avant la soudure définitive de la fracture, suivie du rapprochement des fragments.

(C) Coins intermaxillaires. — Le déplacement le plus difficile à combattre dans les fractures du maxillaire inférieur est bien l'élévation du ou des fragments postérieurs. Dans certains cas rebelles, l'action du ressort est insuffisante. La difficulté est parfois si grande que Packart de Philadelphie, attribuant le déplacement à l'abaissement du fragment antérieur par les muscles abaisseurs de la mâchoire, en a proposé la section sous-cutanée. Nous réprouvons le procédé de l'auteur cité par Hamilton, ayant à notre disposition un moyen plus simple et plus efficace.

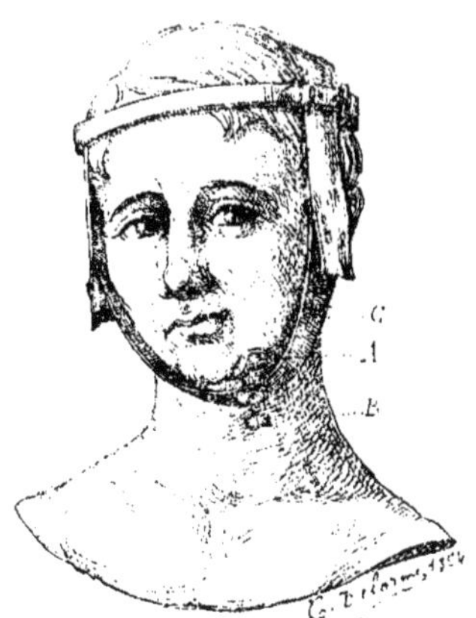

Fig. 18. (Obs. I 10).

Nous avions songé d'abord à soulever le fragment abaissé

à l'aide d'un tampon qu'une vis fixée à la plaque mentonnière de l'appareil, appliquait sur le bord inférieur de l'os (*fig. 18,*

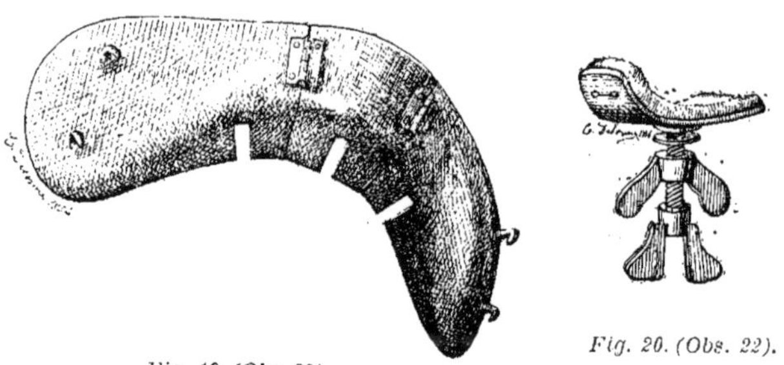

Fig. 19. (Obs. 22). *Fig. 20. (Obs. 22).*

19, 20). Les résultats n'étant pas satisfaisants, nous avons préféré abaisser directement le fragment surélevé.

Il est un fait d'observation signalé depuis longtemps par Malgaigne, Laborde, Chassaignac, Cluzeau (1) etc. et que nous avions nous-même observé maintes fois, c'est que, pendant l'ouverture de la bouche, les fragments à déplacement rebelle restent bien et d'eux-mêmes réduits : Personne n'a cependant profité de cette observation dont nous avons tiré le meilleur parti. Pour forcer le blessé à tenir la bouche ouverte, il suffit de placer entre la face supérieure de la pièce buccale et l'arcade opposée au niveau des dernières molaires un coin taillé dans un bouchon ou dans un morceau de bois. Ce coin placé du côté de la fracture ou des deux côtés si la fracture est double, empêche le rapprochement des mâchoires. Il agit surtout sur le fragment postérieur et s'oppose absolument à son mouvement d'élévation.

L'expérience nous a prouvé que les blessés supportent parfaitement les coins et l'ouverture de la bouche, soit à l'état de veille, soit pendant le sommeil. On leur permet de retirer pen-

(1) *Thèse,* Paris 1865.

dant les repas, le coin intermaxillaire pour le replacer aussitôt après. Chaque blessé peut se charger lui-même de ce soin.

L'efficacité d'un moyen si simple est telle que nous n'avons pas trouvé depuis son emploi de déplacement qui lui ait résisté. Nous avons même pu, pour des fractures verticales qui n'avaient d'autre déplacement que l'élévation d'un fragment nous passer de tout appareil, en abaissant avec un coin le fragment soulevé, et en relevant le fragment abaissé à l'aide d'une simple bande de caoutchouc passant du menton sur le sommet de la tête.

D. Vis interdentaires. — Nous avons dans des cas rebelles ajouté à l'appareil ordinaire des vis fixées à la gouttière buccale et passant dans les intervalles des dents qu'elles servaient à fixer à la gouttière (*fig. 21*).

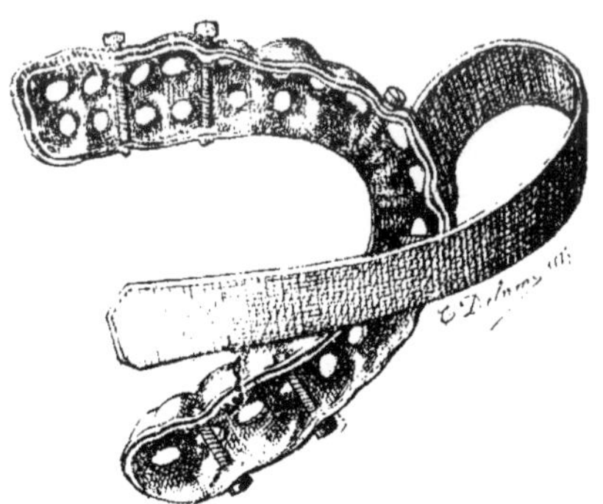

Fig. 21.

Ce moyen dont on peut user exceptionnellement ne doit être employé que pendant quelques jours, le contact des vis usant l'émail et préparant par la mise à nu de la dentine des caries ultérieures.

F. Appareil à refoulement. — Dans un cas de fracture très oblique siégeant en un point où une dent avait été avulsée, cinq ans auparavant, et où l'os était par conséquent aminci, l'appareil ordinaire ne pouvait empêcher un glissement de se produire ; les dents qui auraient dû être séparées arrivaient au contact. Pour maintenir l'écartement nous appliquâmes l'appareil représenté fig. 22, qui montre une gouttière buccale divisée au niveau de la fracture en deux pièces reliées par une vis qui permettait d'écarter et de maintenir en bonne position les fragments du maxillaire.

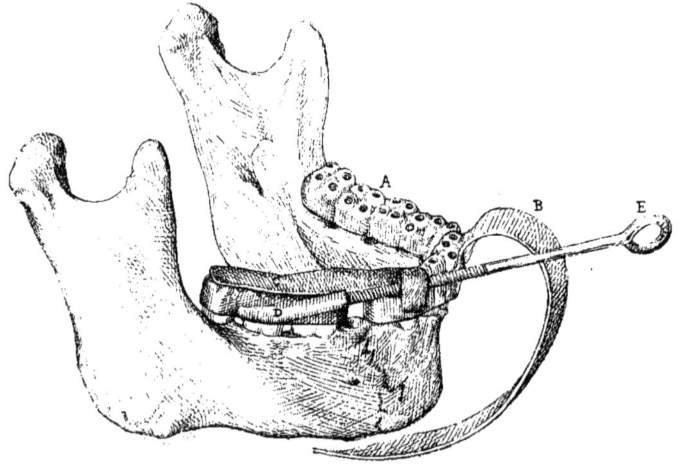

Fig. 22. (Obs. 7).

Cet appareil peut servir surtout dans le cas de fractures commençant à se consolider avec du chevauchement. La pression constante de la vis que l'on augmente progressivement relâche peu à peu les adhérences et replace lentement les fragments dans une bonne position. Pour remplir les mêmes indications lors de déplacement latéral, nous avons utilisé une pièce en acier en forme d'U, dont les extrémités garnies de caoutchouc pressaient latéralement sur les dents (*fig.* 23).

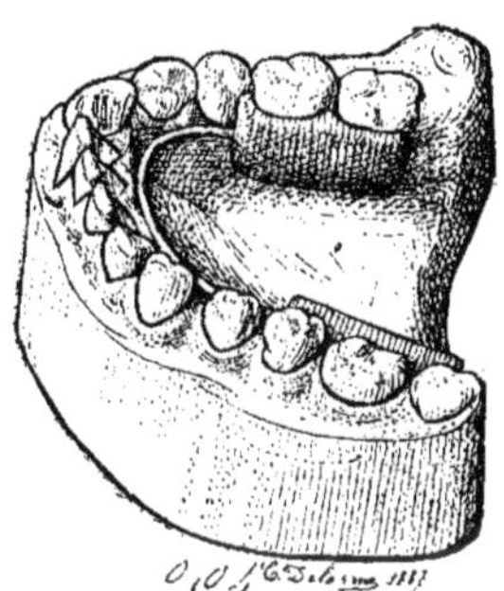

Fig. 23. (*Obs.* 5).

F. Ecartement des bords inférieurs des fragments. — Nous avons signalé en décrivant les fractures portant sur le condyle ou sur la branche montante du maxillaire un aplatissement marqué de la face tenant à la projection en dedans du fragment moyen. Malgré la gouttière buccale qui refoule et maintient le bord supérieur ou dentaire de ce fragment, cet aplatissement persiste, parce que le bord inférieur de l'os que

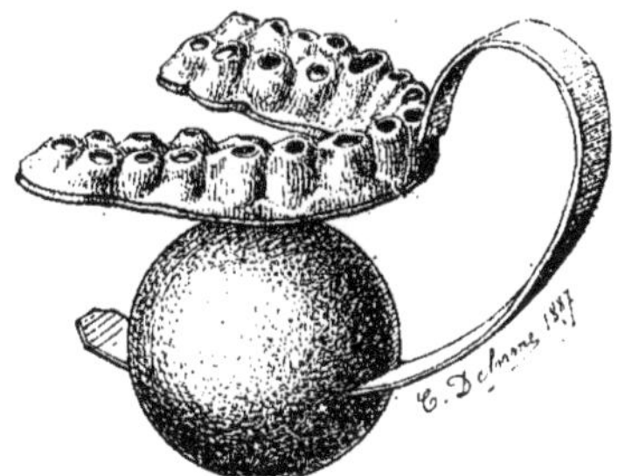

Fig. 24. (*Obs.* 29).

rien ne contient se porte toujours en dedans. Pour agir sur ce bord inférieur et le refouler en dehors, nous avons employé avec succès le moyen suivant : la plaque mentonnière est remplacée par une balle en caoutchouc de 4 cm. de diamètre fixée à l'extrémité du ressort ordinaire (*fig 24.*)

Cette balle, grâce à sa forme, déprime les parties molles sous-mentonnières, et maintient la forme du bord inférieur de l'os si son arcade tend à s'aplatir. La pression de la balle peut à la longue ulcérer la peau qu'elle comprime. Aussi ne doit-on la laisser que le temps nécessaire à la formation de quelques adhérences. Elle sera remplacée ensuite par l'appareil ordinaire. On assujétit la balle de caoutchouc à l'extrémité du ressort en perforant la balle de part en part, à l'aide d'un couteau mouillé pour pouvoir entamer le caoutchouc. Il ne reste plus qu'à faire pénétrer le ressort dans la rainure taillée dans la balle qui est de la sorte solidement fixée.

Nous avons employé ce moyen dans le cas de fracture du corps de la mâchoire avec forte projection des fragments en dedans, et cela avec succès. Aussi recommandons-nous cette modification de notre appareil qui, par son action simple et puissante peut seule corriger certaines déviations.

G. Fractures avec perte de substance et rapprochement des fragments. — Nous possédons deux observations de fractures par armes à feu (*Obs. 31 et 32*) dans lesquelles la partie moyenne du maixllaire avait été emportée. Restait de chaque côté de la bouche une petite partie du maxillaire. Les deux fragments, lorsque nous vîmes les blessés étaient portés en dedans par la rétraction cicatricielle. Pour arriver à les écarter et à reconstituer la mâchoire, nous employâmes plusieurs pièces successives dont le type est représenté (*Fig. 25*). Cette pièce est une simple lame de caoutchouc jouant le rôle d'un ressort ; ses parties latérales moulées sur la face interne des parties de l'arcade dentaire conservées, repoussent les fragments en dehors. Cette action est aidée par une vis qui agit dans le même sens. Cette vis creuse reçoit à son extrémité une petite tige de bois pour éviter aux dents le contact du métal. Pour écarter le ressort, il suffit de tremper dans l'eau chaude la partie

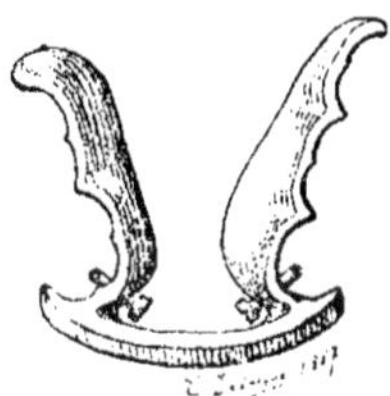

Fig. 25. (Obs. 31 32)

moyenne de la pièce dont on efface la convexité, d'où écartement de ses parties latérales. En augmentant progressivement les dimensions de l'appareil, nous avons pu relâcher les adhérences formées entre les fragments, et leur donner une forme régulière. Une pièce prothétique remplaçant la partie du maxillaire absente nous a permis de compléter le traitement qui s'est terminé dans un cas par une consolidation osseuse. Dans un second cas, la réunion est restée fibreuse, mais à l'aide d'une pièce artificielle le blessé peut s'alimenter et même mâcher les aliments, d'une manière satisfaisante.

CHAPITRE VI

FABRICATION DE L'APPAREIL. — MANUEL OPÉRATOIRE

(*A*) Reproduction dans sa forme de l'arcade dentaire lésée.

1° Prise de l'empreinte : (*a*) choix d'une matière plastique ; (*b*) porte-empreinte ; (*c*) manière de charger le porte-empreinte ; (*d*) prise de l'empreinte.

2° Reproduction en relief des deux arcades.

3° Reconstitution dans sa forme de l'arcade dentaire lésée.

(*B*) Fabrication de l'appareil ; (*C*) Appareil modifié ; (*D*) Appendice.

Notre appareil se compose de deux parties distinctes : 1° une gouttière buccale munie d'un ressort ; 2° Une gouttière mentonnière métallique. Nous n'insistons pas sur cette dernière, de fabrication facile, que l'on peut trouver dans le commerce ou faire exécuter par le moindre artisan. Il suffit d'en avoir deux ou trois modèles de grandeur différente pour s'adapter aux diverses mâchoires, qu'elle ne doit pas comprimer latéralement, comme nous l'avons dit plus haut. Cette pièce sera vernie sur ses deux faces.

La partie la plus importante, la seule qui exige une précision absolue est la gouttière buccale, dont nous devons indiquer le mode de fabrication. Cette pièce, avons-nous dit, doit être faite sur un modèle de l'arcade dentaire restituée dans sa forme. Or, pour obtenir cette restitution, il faut prendre les empreintes des deux arcades opposées, en retirer les modèles en plâtre de ces arcades, et présenter l'un à l'autre les deux modèles qui devront s'articuler exactement ; on obtiendra ainsi la reproduction du bord du maxillaire blessé, tel qu'il était avant la fracture.

Ce premier temps de la fabrication de l'appareil qui consiste dans la reconstitution de la forme du maxillaire, sera décrit dans tous ses détails, parce qu'il peut être exécuté par n'importe quel médecin, sans aucune expérience des procédés de la prothèse dentaire.

A. *Reproduction dans sa forme normale de l'arcade dentaire lésée.* — On y arrive par les opérations suivantes : 1° Prise des empreintes des deux arcades ; 2° reproduction en relief de ces arcades ; 3° reconstitution dans sa forme de l'arcade dentaire lésée.

1° *Manière de prendre les empreintes ; (a) choix d'une matière plastique.* — On prend les empreintes avec des substances assez molles pour se mouler exactement sur les parties à reproduire et assez résistantes pour ne pas se déformer quand on les en détache. Pour les manier plus commodément, il est avantageux de les disposer dans des sortes de gouttières métalliques qu'on appelle des porte-empreintes.

Les substances les plus commodes sont la cire, dans les cas simples, le stent dans les cas plus compliqués.

La cire jaune ou cire à parquets est la meilleure. On la fait fondre dans un récipient en terre sur un feu doux, sans aller jusqu'à l'ébullition qui lui ôte de sa malléabilité ; puis on la coule en couches minces dans des assiettes préalablement savonnées pour éviter l'adhérence. On obtient des pains de trois à quatre millimètres d'épaisseur ; plus ils sont minces, plus ils sont faciles à employer. Il est à remarquer qu'on manipule moins bien la cire fraîchement coulée ; il est donc préférable de la préparer à l'avance.

Quant au stent, c'est une substance qu'on trouve chez tous les fournisseurs de produits dentaires ; il a la propriété de se ramollir suffisamment pour qu'on prenne une empreinte, et de durcir assez dans la bouche, pour que, malgré une certaine résistance, on puisse le retirer sans l'altérer. On le ramollit dans l'eau chaude ; placé dans le porte-empreintes et appliqué dans la bouche, il est assez dur après deux minutes pour ne plus se déformer.

b). Porte-empreintes. — On donne ce nom à de petites cuvettes en métal en usage chez les dentistes ; ces cuvettes en forme de fer à cheval suivent la courbure de l'arcade dentaire ; leurs bords latéraux relevés forment la paroi d'une gouttière qu'on remplit avec la substance destinée à donner l'empreinte, soit la cire, soit le stent. Nous n'employons jamais la gutta, que la cire remplace avantageusement dans les cas simples ; il est peu pratique de s'en servir dans les cas compliqués, car elle durcit lentement et se déforme, si la résistance est grande.

Les porte-empreintes sont de formes et de grandeurs variées ;

ils représentent soit des gouttières complètes, soit des demi-gouttières. Les uns sont destinés à la mâchoire supérieure, (*fig.* 26) les autres à l'inférieure (*fig.* 27. 28. 29).

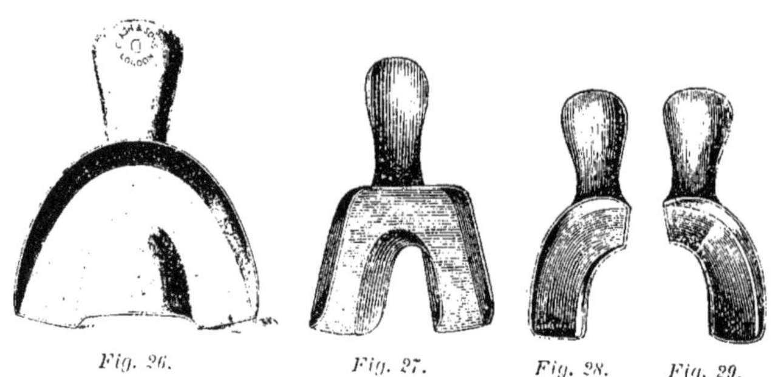

Fig. 26. *Fig.* 27. *Fig.* 28. *Fig.* 29.

Signalons encore un nouveau porte-empreintes que nous avons imaginé pour les cas où le patient ouvrant mal la bouche, les modèles ordinaires sont difficiles à manœuvrer.

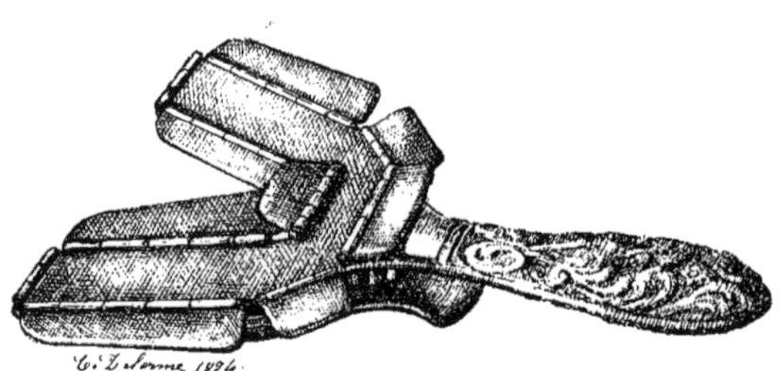

Fig. 30.

Il représente une gouttière dont les bords latéraux munis d'une charnière peuvent se rabattre, de telle sorte que l'instrument présente une surface plane (*voir fig.* 30). Garni de stent, il n'a qu'une minime épaisseur, aussi, peut-il s'introduire facilement entre les arcades dentaires. Pour lui restituer sa forme, il suffit de presser sur une lame qui occupe sa face inférieure. Cette lame, grâce à de petits prolongements qui agissent sur les ailettes mobiles, relève ces dernières (*fig. 31*)

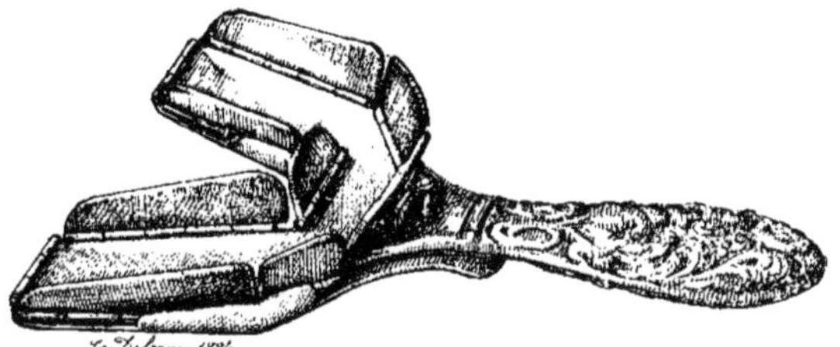

Fig. 31.

et rabat sur les dents la masse plastique. Le moule, obtenu, après refroidissement suffisant, se retire facilement sans se déformer.

Nous avons fait construire un autre instrument pour tous les cas en général où le sujet ouvre difficilement la bouche. Nous nous en servons avec avantage pour réduire les fragments, lorsqu'il existe de la contracture des mâchoires. Cette pince ouvre-bouche avait été imaginée par nous, spécialement en vue des anesthésies, en 1869. Elle est d'un maniement commode : ses mors sont garnis d'un petit plateau en écaille quadrillé pour empêcher les glissements, et pour éviter au

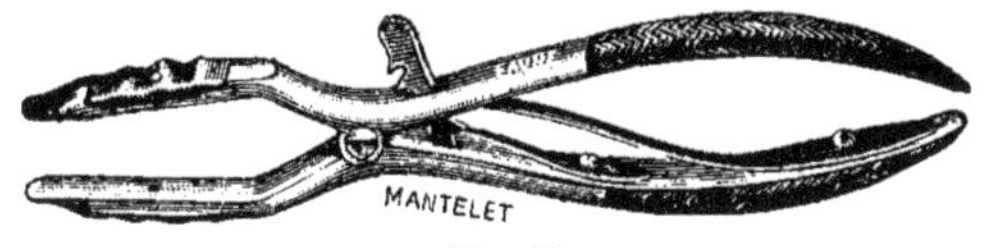

Fig. 32.

patient la sensation toujours désagréable d'un métal en contact avec les dents. Elle possède enfin une réelle valeur pratique grâce à la présence des crans d'arrêt : elle peut ainsi fournir un écartement calculé et être maintenue, sans modification, pendant un temps illimité (*Voir fig. 32*).

C.) Manière de charger le porte-empreintes. — On ramollit la cire en promenant les deux faces du pain au-dessus de la flamme d'une lampe à alcool ; puis, on emplit la gouttière du porte-empreintes, préalablement chauffé, afin que la cire puisse adhérer. On peut encore la ramollir dans l'eau à 50° ou 55° ; dans ce cas pour faciliter l'adhérence, on aura soin de l'essuyer, avant de la placer dans la gouttière.

Le stent s'emploie de même ; on le ramollit dans l'eau chaude, puis on le place dans la gouttière préalablement chauffée. Le porte-empreintes est dès lors prêt à servir.

(D.) Prise de l'empreinte. — Dans les cas simples, on peut prendre en une seule fois l'empreinte de toute une mâchoire, dans les cas compliqués, on est obligé de la prendre en plusieurs fragments qu'on réunira ensuite.

Le porte-empreintes chargé est introduit dans la bouche, la masse plastique tournée vers le maxillaire qu'on veut reproduire. Il faut s'assurer que l'instrument est bien placé et que les dents correspondent de toutes parts à la substance. Il ne reste plus qu'à appuyer sur le porte-empreintes pour faire pénétrer les dents dans le stent. Puis, à l'aide du doigt, on rabat sur les gencives la masse plastique qui déborde sur les côtés. Avec notre porte-empreintes à ailettes mobiles, ce temps de l'opération est accompli par l'instrument lui-même.

On laisse refroidir l'empreinte ; puis on retire l'instrument avec la masse qu'il contient. On est quelquefois arrêté à ce moment et l'on éprouve souvent une grande résistance due à la pression de l'air. On agit alors comme pour détacher une ventouse, on facilite la rentrée de l'air en déprimant la muqueuse buccale, en faisant tousser ou déglutir le malade.

Il est plus commode pour l'opérateur de se tenir en face du blessé pour prendre l'empreinte du maxillaire inférieur et en arrière de lui ou par côté lorsqu'il s'agit de la mâchoire supérieure.

Tel est le manuel opératoire des cas simples : mais il arrive souvent que le malade ne peut ouvrir la bouche. Dans ce cas, notre écarteur trouve son emploi et le porte-empreinte ordinaire fait place à celui que nous avons indiqué plus haut. Introduit sous un petit volume, il reprend une forme convenable par le redressement de ses ailettes mobiles, et répond parfaitement a l'indication.

Dans d'autres circonstances, le malade ouvre assez convenablement la bouche, mais les fragments seront tellement déviés qu'on ne pourra prendre l'empreinte ; ou bien le traumatisme a occasionné de grands délabrements ou encore le sujet souffre de contractures musculaires et de douleurs violentes. On ne peut alors prendre en un seul bloc l'empreinte de tout le maxillaire, mais bien en deux ou plusieurs fragments qu'il est facile de sonder ultérieurement. On se sert pour cela d'une demi-gouttière (*V. fig. 28*) qu'on garnit comme précédemment. Toutefois, on aura soin de ne pas la chauffer pour éviter l'adhérence ; en effet, après refroidissement de l'empreinte, on enlève cette demi-gouttière. On taille ensuite l'empreinte partielle obtenue de façon à en diminuer le volume avant de la replacer dans la bouche ; de cette façon, on se réserve le plus de place possible pour prendre la deuxième ou la troisième partie du moule. Il est important de terminer par une face plane ou arrondie l'extrémité de la première partie de l'empreinte. Cela fait, on la met en place dans la bouche, où elle se maintient d'elle-même.

Il ne reste plus qu'à prendre l'empreinte du côté opposé, en ayant soin de la faire empiéter sur la précédente : de la sorte, le premier moule se taille dans le second une fossette qui constituera un excellent point de repère. Il est facile, grâce à la loge qui a été formée de juxtaposer aussi exactement que possible les deux moitiés du moule : on les soude avec un couteau chauffé à la lampe à alcool.

Pour toute mâchoire fracturée, on peut ainsi prendre isolément les empreintes des fragments et les réunir plus tard en les opposant au moule de la mâchoire supérieure.

2° *Reproduction en relief des deux arcades.* — Les empreintes obtenues et jugées satisfaisantes, on se dispose à les remplir de plâtre pour obtenir un moule en relief représentant l'une ou l'autre mâchoire.

On se sert du plâtre de Paris qu'on laisse tomber dans l'eau; il vaut mieux agir ainsi que de verser l'eau sur le plâtre, car celui-ci en tombant se divise mieux et l'on évite aussi d'avoir trop de bulles d'air. On met autant de plâtre que d'eau; on attend une demi-minute avant de le remuer pour qu'il ne se forme pas de grumeaux; puis on le gâche. Lorsqu'il a la consistance de la crème, il est prêt à servir et peut pénétrer dans toutes les anfractuosités du moule. Il est bon, pour faciliter cette pénétration, de bien mouiller ce dernier avant d'y appliquer le plâtre. On commence par une petite couche de plâtre; pour que celle-ci s'étale bien partout, et pour chasser les bulles d'air, on frappe légèrement et à coups répétés le dos du moule sur un corps dur. A la première couche succède une seconde et ainsi de suite jusqu'à une épaisseur de trois à quatre centimètres. On renverse alors le moule et on le place sur une surface plane, en ayant soin d'interposer une feuille de papier pour éviter toute adhérence. Après un quart d'heure environ, le plâtre est suffisamment sec pour pouvoir être dégagé de son moule. Le plus simple est de plonger le tout dans de l'eau à 55° pour la cire, à 70° pour le stent. En quelques minutes, ces substances ont retrouvé leur malléabilité et il est facile d'en dégager le plâtre qui représente exactement la mâchoire dont on a pris l'empreinte.

3° *Reconstitution dans sa forme de l'arcade dentaire lésée.* — Le modèle en plâtre fourni par l'empreinte reproduit le bord dentaire du maxillaire fracturé avec le déplacement de ses fragments ; aussi, lorsqu'on cherche à l'opposer au moule de la mâchoire supérieure, voit-on que l'articulation est impossible. Les dents ne se correspondent plus, il y a des vides, ou bien les tubercules dentaires se touchent par leur sommet ; en un mot, la forme est absolument défectueuse. Pour arriver à produire l'articulation parfaite des deux arcades dentaires, il faudra déplacer le ou les fragments en mauvaise position, réduire par conséquent la fracture.

Cette réduction s'obtient avec beaucoup d'exactitude sur le modèle en plâtre. Il suffit de diviser celui-ci à l'aide d'une scie fine, au niveau de chaque trait de fracture. On rapporte alors successivement au moule de la mâchoire supérieure chacun des fragments : on les dispose de telle sorte que leur articulation soit exacte, c'est-à-dire, que les saillies et les dépressions d'une arcade correspondent bien aux dépressions et aux saillies de l'arcade opposée. Quand un fragment est bien placé par rapport à la mâchoire supérieure, on le fixe temporairement à celle-ci avec un peu de cire molle.

On opère ainsi pour chacun des fragments, et lorsqu'on les a tous bien ajustés, il ne reste plus qu'à les réunir dans leur nouvelle position. Pour cela, on met sur une feuille de papier un peu de plâtre gâché, sur lequel on place le moule préalablement mouillé pour faciliter l'adhérence du plâtre. Lorsque celui-ci est sec, les fragments sont réunis et ne forment plus qu'un tout unique. En faisant fondre la cire qui réunit les deux modèles, on retire une reproduction du maxillaire inférieur dont les fragments sont parfaitement réduits, puisque son arcade s'articule exactement avec l'arcade supérieure. On a dès lors reconstitué le bord supérieur du maxillaire tel qu'il était avant la fracture.

Dans quelques cas où, les facettes articulaires étant peu accentuées, ou multiples, on conserve quelque doute sur la véritable articulation de la mâchoire, on fera bien d'interroger le blessé sur l'état antérieur de son maxillaire, et de savoir s'il avait ou non du prognatisme, dans quel sens s'articulaient ses mâchoires, etc. Dans notre obs. 9 un traumatisme antérieur avait modifié l'arcade, de nouvelles facettes articulaires s'étaient formées. En pareil cas, l'interrogatoire du blessé fournira des renseignements précieux.

(B.) *Fabrication de l'appareil.* — Nous avons expliqué plus haut pour quelles raisons nous avons choisi la tôle d'acier que l'on peut modeler de telle sorte qu'elle représente en creux l'arcade dentaire du maxillaire à consolider, tout en ayant une épaisseur minime, 0 m. 0003. Pour arriver à modeler ainsi l'acier, on a besoin d'un moule métallique (zinc) et d'une matrice également métallique (plomb). Ce qui demande une certaine habitude de la fabrication des pièces de prothèse ;

aussi n'insistons-nous pas sur les détails de son exécution. Il suffit de savoir qu'on détermine dans du sable de fondeur une empreinte à l'aide du maxillaire en plâtre; que ce moule en creux bien préparé peut recevoir du zinc fondu et par conséquent reproduire en métal la forme du maxillaire et qu'enfin on obtient une matrice en plongeant dans du plomb fondu le modèle en zinc. En plaçant entre la matrice et le moule une lame d'acier, on peut estamper cette dernière et lui donner la forme voulue. On fabrique de même une seconde gouttière s'emboîtant exactement sur la précédente et la recouvrant; c'est à cette seconde gouttière plus superficielle qu'on soude une extrémité du ressort destiné à relier cette pièce à la plaque mentonnière. Ce ressort est également en tôle d'acier, mais un peu plus résistante que la précédente.

Pour rendre l'acier inaltérable dans les liquides buccaux, on le plonge dans un bain d'étain, après l'avoir préalablement décapé dans de l'eau aiguisée de quelques gouttes d'acide sulfurique.

On trouve dans les traités de prothèse dentaire tous les détails relatifs à la fabrication des moules métalliques. Ces quelques mots montrent que pour construire cet appareil, il faut être rompu à la fabrication des pièces, à la prothèse dentaire en un mot.

Dans les grandes villes où toutes les ressources abondent, on peut confier à un dentiste et la prise des empreintes et la confection de l'appareil en lui expliquant le but à remplir. Dans les petites villes ou à la campagne il ne peut en être ainsi. Deux ressources restent au praticien. Il peut prendre le moule des deux arcades dentaires et l'expédier à un dentiste d'une ville voisine qui lui retournera l'appareil nécessaire. Le retard qui en résultera, ne sera guère préjudiciable au blessé. Ou bien le praticien fabriquera lui-même la pièce buccale en suivant les principes que nous avons exposés, mais en se servant d'autres substances plus faciles à employer. Nous avons en effet modifié notre appareil type pour le rendre exécutable par tous les praticiens. Nous le décrirons en quelques mots.

C. *Appareil modifié.* — La gouttière buccale difficile à modeler dans de la tôle d'acier sera remplacée par une gouttière de même substance, mais plus grossière, fabriquée à l'avance et dont on peut avoir plusieurs modèles à sa disposition. On choisit celui qui s'adapte le mieux à la forme de l'arcade. Il ne reste plus qu'à remplir cette gouttière avec une substance malléable, telle que la gutta-percha, et de déterminer dans cette substance l'empreinte de l'arcade restituée dans sa forme. On possède ainsi une gouttière buccale aussi précise que la pièce métallique et jouant le même rôle.

N'étaient le volume plus grand de cette gouttière et la moindre résistance de sa garniture malléable, nous l'adopterions d'une manière constante, car sa fabrication est des plus facile.

L'emploi de la gutta n'est pas un retour à l'appareil de Morel-Lavallée, car outre que cette substance est contenue dans une gouttière métallique empêchant une déformation rapide, l'empreinte est donnée par une arcade dentaire restituée dans sa forme.

Les gouttières dont nous avons parlé n'exigent pas une grande habileté de fabrication. Elles ont simplement la forme générale de l'arcade dentaire. Chacune d'elles est munie d'un ressort pouvant s'adapter à la pièce mentonnière (*fig. 33*) et de plus, elle est accompagnée d'une deuxième gouttière de forme identique, mais plus petite s'enchâssant

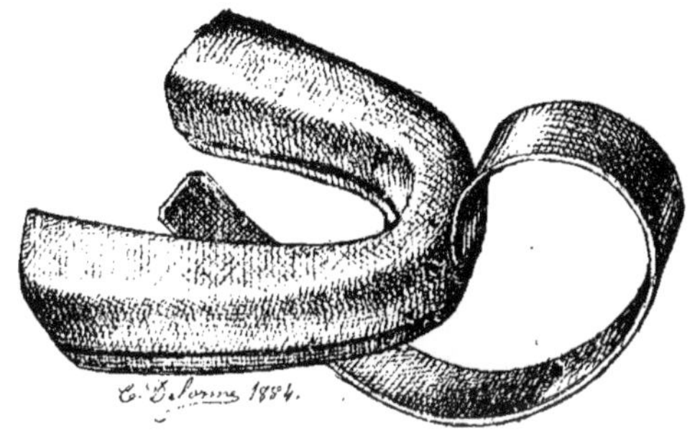

Fig. 33.

exactement dans la première, comme dans notre appareil décrit plus haut. C'est dans cette seconde gouttière qu'on placera la matière plastique destinée à s'appliquer sur les dents et à les maintenir (*fig. 34*).

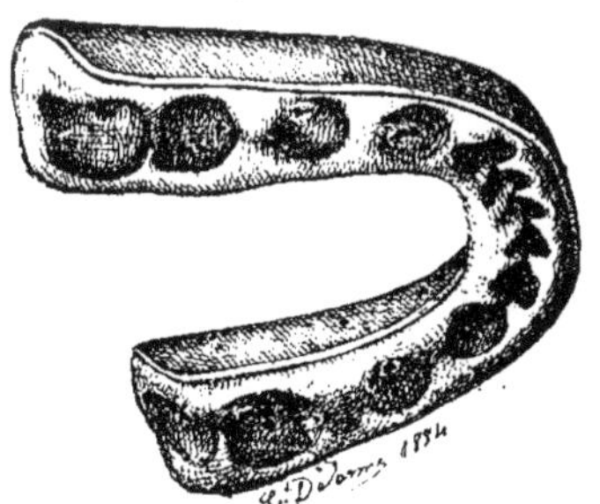

Fig. 34.

Le choix de cette matière n'est pas indifférent : il faut qu'elle soit assez malléable pour permettre de prendre l'empreinte et assez dure pour ne pas se déformer à la température de la bouche. et résister à l'action des liquides buccaux pendant le temps nécessaire à la consolidation de la fracture. Il est naturel de songer à la gutta qui, dans bien des cas sera insuffisante; mais lorsque l'appareil doit lutter contre une tendance très prononcée au déplacement, il est à craindre que les alvéoles contenant les dents ne s'élargissent et que par conséquent, l'appareil ne manque son but. Il est donc nécessaire que la gutta soit de bonne qualité; celle du commerce est trop molle; il est préférable d'employer celle dont se servent les dentistes pour garnir quelques pièces artificielles ou mieux encore celle de Hills, de Jacob, mais ces dernières ont l'inconvénient de coûter un prix assez élevé.

La gutta ramollie dans l'eau chaude est placée dans la gouttière et l'on détermine l'empreinte avec le maxillaire en plâtre reconstitué dans sa forme. Il faut éviter de trop chauffer la gutta pour qu'elle n'adhère pas au plâtre et ne pas se servir de ce dernier avant qu'il ne soit bien durci. Avant de prendre l'empreinte, on frotte le moule à plusieurs reprises avec du talc, puis on le fait pénétrer dans la gutta. Pour séparer le plâtre, si cette séparation est difficile, on n'aura qu'à plonger le tout dans de l'eau très froide; la gutta se contracte alors et libère le modèle. Sans attendre le refroidissement complet, on peut retirer le maxillaire, vérifier si toutes ses particularités sont reproduites et le replacer au besoin après l'avoir de nouveau frotté avec du talc. On aura soin en prenant l'empreinte d'enfoncer le modèle en plâtre jusqu'au contact du métal pour que l'appareil une fois en place sur le maxillaire, les deux arcades ne soient pas séparées par une trop grande épaisseur de la gouttière.

Lorsqu'on est assuré d'une bonne réproduction, on enlève

l'excédent de gutta qui dépasse l'enveloppe métallique, on vérifie si l'appareil ne touche en aucun point la gencive. Il ne reste plus qu'à laisser refroidir et durcir la pièce pendant quelques heures. Cela fait, on s'en sert comme de l'appareil en métal.

Ainsi construite, la pièce buccale rendra de grands services aux praticiens; elle pourra, faute de mieux, remplacer notre pièce métallique; elle a le défaut de tenir plus de place dans la bouche et de se déformer un peu à la longue, comme le Dr Duchamp de Saint-Etienne l'a observé sur un blessé; mais elle a l'avantage de pouvoir être facilement remise pour ainsi dire *à la forme;* pour cela, on détermine une nouvelle empreinte dans la gutta ramollie par la chaleur.

La gutta n'est pas la seule matière utilisable pour garnir la gouttière ; on peut employer les substances qui se ramollissent assez pour fournir une empreinte et se durcissent ensuite. Nous avons employé dans ce but l'amalgame dont se servent les dentistes pour obturer les dents. On le trouve sous forme de limaille d'argent et d'étain, avec ou sans addition de zinc. On le mélange dans un mortier avec du mercure et l'on obtient une pâte molle dont on garnit la gouttière, comme on fait pour la gutta-percha. On détermine l'empreinte de la même manière, seulement il faut attendre au moins vingt-quatre heures pour séparer le moule.

Cette modification de notre appareil est encore à la portée des praticiens, car l'amalgame est au moins aussi facile à manier que la gutta. Il fournit des alvéoles qui ne se déforment pas : mais il a l'inconvénient de noircir les dents qu'il emprisonne; il est vrai que cette coloration toute superficielle disparaît au bout de quelque temps.

L'amalgame d'étain et de cadmium ne noircit pas les dents,

mais il est moins dur. Enfin, on pourrait encore employer les alliages fusibles ; mais alors autant se servir des lames d'acier comme nous l'avons fait pour les fractures que nous avons eu à traiter.

Quelle que soit la substance employée, il faut se souvenir qu'elle ne doit jamais, sous peine d'en provoquer l'inflammation, toucher aux gencives ; c'est un précepte dont il ne faut jamais se départir.

D. Appendice. — Nous avons imaginé pour les cas où l'on n'a ni le temps ni les moyens de fabriquer un appareil compliqué, un mode de contention qui pourra rendre des services.

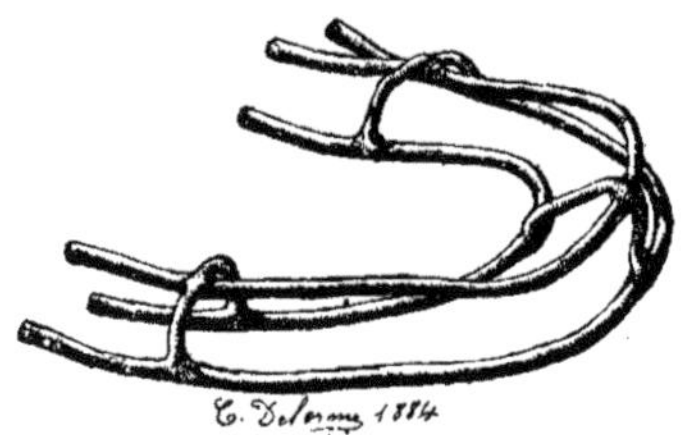

Fig. 35.

Il consiste, comme l'indique la (*fig.* 35) en un assemblage de trois tiges métalliques reliées entre elles à de certains intervalles, et reproduisant dans leur ensemble la forme d'une arcade dentaire. Ces tiges en argent sont assez malléables pour qu'on puisse leur donner la forme voulue. On applique l'appareil sur l'arcade fracturée réduite le mieux possible, et on le fixe directement aux dents par le procédé de l'enlacement. Un fil de soie ou un fil ordinaire ciré passe dans les intervalles des dents, enserre celles-ci et se fixe sur la gouttière. Chaque dent peut être maintenue de la sorte (*fig. 36*).

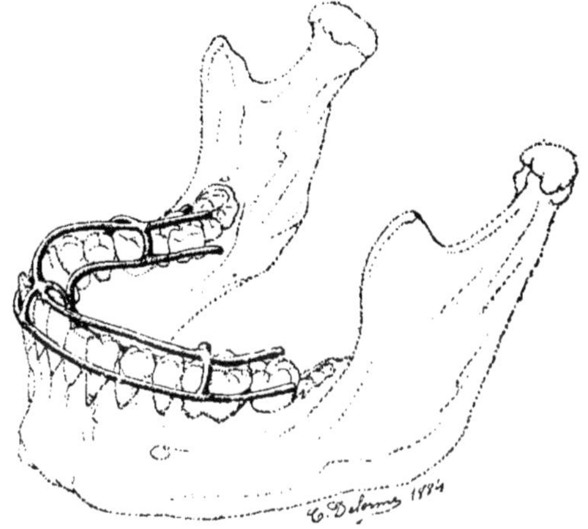

Fig. 36.

On s'est déjà servi dans le traitement des fractures d'attelles métalliques, fixées par des ligatures. Mais ces attelles ont le défaut de ne pas être maintenues à une hauteur constante, et par conséquent de glisser et de toucher les gencives. Ce glissement est impossible avec nos attelles réunies en forme de gouttière à jour. Les tiges métalliques reliant les attelles latérales et passant par-dessus l'arcade les fixent et les empêchent de jamais toucher la gencive. Les attelles latérales s'opposent au déplacement des dents, et les fils qui les enserrent ne peuvent arriver au contact de la gencive, puisqu'ils sont fixés à la gouttière qui ne s'abaisse pas. Chaque dent, à cause de sa forme plus évasée à sa partie supérieure ne peut échapper à l'action du fil qui l'enlace et qui la suspend en quelque sorte à la gouttière.

Cet appareil manque, il est vrai, de précision, mais en attendant une véritable réduction de la fracture, il peut rendre les services de tous les appareils provisoires, contenir les fragments, soulager le blessé et prévenir des complications. C'est surtout dans la chirurgie de guerre qu'il peut être utilisé. Son petit volume permet de le placer dans les caissons d'ambulance.

D'après Hamilton, pendant la guerre de sécession, un spécialiste, Béan, fut placé à la tête d'un hôpital destiné au traitement des lésions des mâchoires. En attendant que de semblables services soient installés dans notre pays, du moins n'est-il pas indiqué de pourvoir les ambulances d'appareils permettant de soulager toute une catégorie de blessés ?

CHAPITRE VII

SOINS A DONNER AUX BLESSÉS DANS LE COURS DU TRAITEMENT

A. Moment où l'on doit appliquer l'appareil. B. Antisepsie de la bouche. C. Mouvements exagérés. D. Douleurs d'origine dentaire. E. Conservation des dents chancelantes ou douloureuses. F. Déplacements secondaires. G. Régime des blessés.

Les soins à donner aux blessés dans le cours du traitement des fractures du maxillaire inférieur varient selon la gravité de la fracture, ses complications, et selon la période à laquelle, elle est arrivée.

A. Moment où l'on doit placer l'appareil. — Le plus souvent, le chirurgien se trouve en présence du blessé le lendemain ou le surlendemain de l'accident : la fracture est donc toute récente, le gonflement et la tuméfaction des parties, s'opposent, en général, à un examen complet et méthodique : enfin le malade peut présenter des plaies plus ou moins étendues, des délabrements plus ou moins profonds qui doivent fixer tout d'abord l'attention.

En pareil cas, il serait hors de saison d'infliger au patient les manœuvres complexes dont le dernier terme est l'application de l'appareil. Aussi est-il indiqué de faciliter par des moyens appropriés la disparition des phénomènes inflammatoires locaux, d'assurer l'hémostase et l'antisepsie des plaies. Tel sera le traitement des premiers jours.

Nous sommes, sur ce point, en communauté d'opinion avec Béan : toutefois, l'auteur que cite Hamilton dans son traité, ne fait pas connaître la raison pour laquelle il recommande ce traitement d'expectation.

Les phénomènes précédents ne sont pas les seuls auxquels on doive s'attacher pour retarder l'application de l'appareil ; c'est ainsi qu'on peut avoir affaire à une fracture de réduction difficile, et pour plusieurs raisons : la présence d'esquilles entre les fragments et les contractions musculaires exagérées d'origine reflexe peuvent empêcher la coaptation. En pareil cas, le chirurgien ne doit pas s'obstiner et la règle de conduite est d'attendre l'établissement de la suppuration. D'ici là, il est indiqué de mobiliser le plus possible les fragments *(obs. 29)* pour prévenir une consolidation trop prématurée qui ne pourrait être que vicieuse. On recommande donc au malade de mouvoir lui-même, et à plusieurs reprises, dans la journée, les fragments de son maxillaire. Grâce à ces manœuvres, les fractures à déplacements rebelles arrivent peu à peu à se réduire : la suppuration détruit lentement les saillies osseuses qui s'opposaient à la réduction ; et après leur élimination, les deux surfaces de section, progressivement aplanies, finissent pas se juxtaposer complètement.

La présence des brides fibreuses dans certaines fractures avec commencement de consolidation vicieuse, ne constitue pas un obstacle à l'application immédiate de l'appareil. Il suffit toutefois que le chirurgien, sans vouloir assurer une réduction complète, puisse comprendre tous les fragments dans la pièce buccale. La pression continue exercée par le ressort détermine une résorption graduelle du tissu fibreux, et sous la seule influence de l'appareil, la réduction s'obtient facilement.

B. Antisepsie de la bouche. — C'est surtout dans ces variétés de fracture où la suppuration spontanée ou provoquée est plus ou moins abondante qu'on doit surveiller l'hygiène de la bouche. Nous rappelons, en effet, les cas fâcheux dont Richet et Gosselin publièrent les observations dans le Bulletin de la Société de chirurgie de 1866, et relatifs pourtant à des fractures très simples. Dans l'un, l'haleine du malade devint fétide, des frissons irréguliers se manifestèrent,et malgré des injections détersives, le malade mourut bientôt après. Des abcès métastatiques furent constatés à l'autopsie. Dans un autre cas, des accidents analogues qui s'étaient déclarés purent être combattus à propos sans entraîner une terminaison funeste.

Sans tenir trop grand compte de l'appréciation sévère de Gosselin qui reproche à l'appareil de retenir le pus emprisonné (il s'agit dans ce cas de l'appareil de Morel-Lavallée), il est bon de tenir la bouche dans un parfait état de propreté, quand on emploie n'importe quel système de contention. Il est inutile de nous étendre davantage « sur les dangers de la fermentation, « de la putréfaction des parcelles d'aliments restées dans les « interstices des gencives et des appareils. » (Bérenger-Féraud. *Traité de l'immobilisation directe*).

C'est grâce à cette hygiène, à cette antisepsie buccale que nous devons de n'avoir jamais observé d'intoxication putride dans nos fractures; nous n'avons jamais constaté le moindre signe de cette infection que Richet donne pourtant comme si fréquente dans ses statistiques des fractures du maxillaire inférieur.

La propreté la plus scrupuleuse étant nécessaire on fera donc faire très rigoureusement non pas de simples rinçages de la bouche, mais des IRRIGATIONS après les repas, le matin au réveil, le soir, dans la journée, et au moindre signe d'irritation buccale. On choisira de préférence les solutions d'acide borique, qui, entre autres avantages, n'ont qu'une saveur insignifiante, ou les solutions au thymol, lesquelles offrent une odeur assez agréable, tout en restant antiseptiques.

Notre appareil, comme on l'a vu, permet tous ces lavages avec la plus grande facilité, même dans les cas complexes, sans danger pour la marche de la consolidation. Si la plaie est extérieure et nécessite des pansements deux ou plusieurs fois renouvelés dans la journée, les ailettes mobiles de la plaque mentonnière s'abaissent et la coaptation reste parfaite.

Le liquide des irrigations, projeté avec une certaine force sur les orifices ménagés à la partie supérieure des pièces buccales entraîne le pus et tous les débris qui tendent à séjourner entre la mâchoire et l'appareil et qui, par leur décomposition, sont susceptibles de provoquer des altérations dentaires.

Dans les cas précédents, nous avons mentionné les raisons qui peuvent obliger le chirurgien à temporiser et à retarder l'application de l'appareil; mais s'il a affaire à une fracture simple dont les fragments se réduisent bien, dans laquelle le gonflement est insignifiant, et les signes d'inflammation de la région à peu près nuls, il devra procéder à cette application sans plus tarder. Il doit toujours recommander les soins de propreté de la bouche pour se mettre à l'abri de tout accident possible; dès les premiers jours, il soutiendra les forces du malade qui pourra sans inconvénient prendre des aliments demi-solides et même solides, sans toutefois exagérer les mouvements de mastication.

C. Mouvements exagérés. — Ces mouvements exagérés pourraient d'ailleurs provoquer des retards dans la consolidation et quelques phénomènes douloureux. Ceux-ci se rencontrent dans presque tous les cas de fracture au début; la douleur est plus ou moins forte; elle est augmentée par les mouvements, la déglutition, la toux, l'action de cracher, etc. Loin d'être une contre-indication à l'application immédiate de l'appareil, une douleur violente en fait hâter l'emploi. La disparition totale des douleurs est alors, suivant nous, un fait si constant, une fois le traitement institué, que leur persistance doit faire craindre une coaptation et une réduction imparfaites.

D. Douleurs d'origine dentaire. — Outre les douleurs inhérentes à la fracture, et qui cèdent comme par enchantement à la réduction et à l'application de l'appareil, il est bon de mentionner d'autres phénomènes douloureux moins précoces, plus rebelles et dont la source doit être cherchée dans une altération dentaire. La pulpe de la dent est quelquefois mise à nu, par le traumatisme; le plus souvent, c'est la dentine seule qui n'est plus protégée; son exposition à l'action irritante des liquides buccaux, de l'air peut-être, cause cette hyperesthésie douloureuse. Dans plusieurs de nos observations où des malades se sont plaints de douleurs relevant de cette cause (*obs. 3, 27*) nous nous sommes toujours bien trouvé de la cautérisation de la dent par le galvanocautère.

E. Conservation des dents chancelantes ou douloureuses. — Cette méthode est bien supérieure à une avulsion dentaire qu'on pourrait être tenté de faire au premier abord. Nous ne craignons pas, d'après les nombreux cas qu'il nous a été donné de traiter, de poser en principe que, dans les fractures du maxillaire inférieur, *l'avulsion dentaire doit être absolument proscrite*; que les dents soient brisées partiellement, qu'elles soient chancelantes, qu'elles soient le siège de douleurs vives, le praticien doit considérer leur extraction comme inutile, comme préjudiciable au point de vue du résultat final de la consolidation. Quel que soit leur état, elles peuvent encore servir de point d'appui à l'appareil; située entre deux fragments, une dent concourt à les maintenir écartés, s'oppose à leur glissement, facilite en résumé leur consolidation en bonne position. Aussi, avons-nous conseillé plus haut de remettre en place la dent avulsée ou de la replacer par un cône de même forme pour éviter le glissement et le rapprochement des fragments.

Tout en surveillant l'hygiène de la bouche, on fera bien de s'assurer si la réduction de la fracture est toujours maintenue, et si un fragment rebelle ne tend pas à se déplacer. On n'oubliera pas quels services rendent les coins intermaxillaires lorsque le fragment postérieur est soulevé. Nous avons déjà indiqué au chapitre V tout le parti qu'on pouvait en tirer.

Dans la majorité des cas, le rôle du chirurgien se réduira, une fois l'appareil en place et les fragments contenus, à une simple surveillance. Le blessé se chargera lui-même des lavages de la bouche, et du renouvellement des compresses sous-mentonnières.

F. Déplacements secondaires. — Le chirurgien devra insister pour que le blessé conserve le plus longtemps possible, tout au moins la pièce buccale après consolidation apparente, dans les cas où le déplacement a été difficile à maintenir, et lorsqu'un abcès persiste au niveau du foyer de la fracture. Nous avons, en effet, observé que des déplacements secondaires se produisent parfois, surtout lorsque les esquilles sont éliminées. La moindre perte de substance peut favoriser un glissement consécutif des fragments, alors que ceux-ci paraissent déjà consolidés. Le port prolongé de la gouttière buccale dépourvue de ressort ne gêne guère le malade et s'oppose à toute déviation.

G. Régime des blessés. — Nous ne saurions nous associer aux conclusions rigoureuses d'Hamilton, qui dans son traité des fractures (*page 111*) défend au malade de parler et de rire ; celui-ci, quand il est couché, doit maintenir le décubitus dorsal sans incliner la tête, car quel que soit l'appareil employé, il se produit infailliblement, d'après l'auteur, un déplacement des fragments, toutes les fois que le poids de la tête porte sur le côté de la face.

Hamilton ne permet pas l'usage de la viande avant cinq semaines. Nous n'insistons pas davantage sur des préceptes que nous regardons comme inutiles, au point de vue de l'alimentation, notamment. On peut voir que, dans presque toutes nos observations, l'usage de la viande a été permis à nos malades. Dès le deuxième ou le troisième jour, quelquefois dès le premier, ils ont pu sans douleur, sans accidents consécutifs, recevoir la nourriture ordinaire des salles.

CHAPITRE VIII

STATISTIQUE

Le nombre relativement important de nos observations nous permet de faire suivre notre travail de quelques considérations concernant l'âge de nos malades, le siège de leurs fractures, le sens des déplacements, et relatives enfin aux complications relevées dans quelques-uns de nos cas.

Sur les quarante-deux observations que nous publions, on note une proportion à peu près égale de fractures doubles ou multiples et de fractures simples. La statistique porterait sur un nombre beaucoup plus considérable; mais, nous avons, à dessein, laissé de côté toutes celles qui n'offraient pas un réel intérêt.

Tous les cas cités dans ce travail se rapportent exclusivement à des hommes, comme on peut s'en rendre compte. Dans tous ceux que nous avons eu à traiter, publiés ou inédits, nous n'avons rencontré qu'une seule femme : celle-ci d'ailleurs, avait pris l'habitude de se maintenir constamment en état d'ivresse, même à l'hôpital où elle est restée quinze jours.

L'âge de nos malades ne présente aucune particularité digne d'être relevée.

Le temps exigé pour la consolidation est assez variable : la durée moyenne paraît être de 30 à 35 jours. Nous donnons ci-dessous un petit tableau indiquant exactement cette durée pour le plus grand nombre de nos malades :

De 20 à 30 jours	8 cas
De 30 à 40 «	6 »
De 40 à 50 «	5 »
De 50 à 60 «	4 »

7 ont dépassé 60 jours, pour cause de complications. Tous les autres malades ne peuvent entrer en ligne de compte, parce qu'ils sont partis, emportant leur appareil et n'ont plus été revus.

Le retard de la consolidation tient souvent, soit à l'indocilité de certains blessés qui ne veulent supporter aucun appareil et ne se font pas faute de mobiliser leurs fragments, soit à la présence d'esquilles plus ou moins nombreuses. Lorsque celles-ci se nécrosent et qu'elles doivent être éliminées, la suppuration est abondante, et le cal se forme lentement. Nous avons vu parfois un cal déjà formé se ramollir et les fragments se mobiliser à l'occasion de l'expulsion d'un séquestre. C'est dans ces cas qu'il convient de ne faire quitter l'appareil qu'après la cessation complète de la suppuration pour éviter des déplacements secondaires.

Relativement au siège, nous possédons quatre fractures de la branche montante, et une du col du condyle. Nous rappelons que ces fractures à siège spécial, sont, contrairement à ce qu'on pourrait croire, d'une réduction facile, grâce au coin intermaxillaire qui ramène en coaptation le fragment déplacé. Nous renvoyons d'ailleurs à l'article qui a été consacré aux fractures de cette catégorie dans le corps du mémoire.

Dans sept autres fractures, parmi lesquelles deux doubles et cinq fractures simples, la solution de continuité siègeait à la symphyse; dans nos fractures simples, c'est le siège symphysaire qui l'emporte par la fréquence. Cette donnée est en contradiction avec l'opinion de beaucoup d'auteurs classiques qui n'admettent pas la fracture symphysaire.

Toutes les autres enfin sont latérales et siègent sur le corps du maxillaire, soit à droite, soit à gauche. Le trait de fracture le plus fréquemment noté passe entre la canine et la petite molaire, et entre la deuxième petite molaire et la première grosse.

Au point de vue de l'étiologie, la cause ordinaire de nos fractures a été le choc direct, cette cause est applicable à toutes les variétés de fractures, quoiqu'en dise Malgaigne, d'après lequel les fractures du col du condyle relèveraient de cause indirecte. Contrairement à l'éminent chirurgien, l'observation qui nous appartient est relative à une fracture du col produite directement par un choc sur la face, du même côté. Il en est de même de nos quatre observations de fracture de la branche montante qui reconnaissent la même étiologie. Dans notre observation 37, le mécanisme est moins banal. Le blessé, tombé la face contre terre, n'avait pas eu le temps de se relever qu'une des roues de sa voiture passait sur le sommet de la tête. La fracture, constatée le lendemain, siégeait au niveau de la symphyse. Les os, pressés entre deux forces contraires, avaient cédé au menton, par écartement, selon nous, des deux branches de la mâchoire.

Quant au sens des déplacements, il n'est pas toujours conforme à celui qui est décrit dans les traités classiques. A propos des deux observations représentées par Malgaigne dans son Atlas, nous avons déjà insisté sur les cas où les fragments postérieurs pouvaient être déviés en dedans ; nous en possédons huit exemples ; dans l'un d'eux, même, les deux fragments postérieurs étaient déviés en dedans.

Enfin, les complications qu'il nous a été donné d'observer chez nos malades sont assez variées ; nous les avons déjà signalées chemin faisant. Parmi les complications, figurent d'abord, par ordre de fréquence, les troubles de la sensibilité : c'est ainsi que sept fois, nous avons constaté des plaques d'anesthésie plus ou moins étendues, dans la région voisine du point fracturé. Cette anesthésie peut durer longtemps après la consolidation complète, plus de deux ans dans l'observation 4, par exemple. Un seul cas a été compliqué d'une légère hypéresthésie (*obs. 18*).

Une suite plus sérieuse est la pseudarthrose. Chez les deux malades où ce manque de consolidation a été noté, la guérison n'avait fait encore aucun progrès, la dernière fois que nous avons eu l'occasion de revoir les blessés, c'est-à-dire deux et quatre ans après la fracture. Cette complication s'observe ordinairement dans les fractures accompagnées d'une large perte de substance. On peut encore la redouter dans les cas où le traitement contentif n'a pas été appliqué assez tôt, ou lorsque le malade est indocile (*obs. 19*).

Un autre accident moins grave est la production d'ostéophytes (*obs. 23, 24*) ; cette production est liée à une activité trop grande de la reconstitution osseuse, ou encore à un lambeau du périoste qui, déchiré au niveau de la fracture, est entraîné dans une direction opposée et contribue à régénérer la substance osseuse.

Quoi qu'il en soit, l'appareil dont nous nous servons restreint de beaucoup le champ des complications, et toutes choses égales d'ailleurs, il nous a toujours donné les meilleurs résultats. Notre confiance en cette méthode est pour ainsi dire absolue ; et, s'il nous arrivait d'avoir affaire soit à une fracture irréductible, soit à une fracture déjà consolidée, mais en mauvaise position, nous n'hésiterions pas à conseiller la résection des extrémités osseuses, plutôt que d'exposer le malade à une déformation. La coaptation des fragments une fois obtenue par la résection, nous sommes certain d'assurer la consolidation ; nous pouvons promettre au malade une bonne articulation et rendre à son maxillaire sa forme normale.

OBSERVATIONS

Observation I

Clément V..., 44 ans, voiturier, entre à l'Hôtel-Dieu le 4 février 1877, salle Saint Sacerdos n° 50, dans le service de M. le professeur Gayet.

Chute du haut d'une voiture, fracture double du maxillaire inférieur. Un trait de fracture passe entre la canine et l'incisive latérale gauche, l'autre entre la seconde et la troisième molaire du côté droit.

Le fragment médian est abaissé de $0^{m}01$ au niveau de la canine gauche, et cette dernière est écartée de l'incisive de $0^{m}004$. Ce trait de fracture est à peu près vertical. La partie postérieure de ce même fragment est abaissée de $0^{m}015$ et les deux molaires sont écartées de $0^{m}005$.

A son entrée à l'Hôtel-Dieu, ce malade avait été soumis au traitement des fractures du maxillaire suivant la méthode de Morel-Lavallée, c'est-à-dire par l'appareil moulé en gutta-percha. Mais cet appareil très épais ne put maintenir les fragments ; il ne modifia nullement les douleurs du malade.

Celui-ci enfin était incapable de s'alimenter sérieusement. Au bout de trois ou quatre jours, on remplaça l'appareil en gutta de Morel-Lavallée par notre appareil; celui-ci était constitué par la pièce buccale en aluminium et par une plaque mentonnière d'une seule pièce, doublée de gutta ; elle avait été faite d'après un moulage du menton.

Quelques jours après, formation d'un petit abcès qui s'ouvrit simultanément et dans la bouche et du côté de la peau, au niveau de l'angle droit de la mâchoire. Lavages intus et extra.

faits par le malade lui-même, et plusieurs fois par jour, pour entraîner le pus et les débris alimentaires.

Notons que les douleurs ont disparu le jour même de l'application de l'appareil.

24 *mars*. — Guérison de l'abcès ; le malade supporte très bien son appareil.

28 *mars*. — Consolidation de la fracture postérieure, persistance de l'abaissement de la partie antérieure du fragment médian.

8 *avril*. — La fracture antérieure est en voie de consolidation ; formation entre la gutta et la barbe de croûtes amassées dans les poils et occasionnant de la cuisson et de la douleur. La gutta est remplacée par une compresse mentonnière permettant plus facilement des soins de propreté.

Le fragment antérieur restant toujours abaissé ; nous le relevons à l'aide d'une vis supportant une plaque mentonnière de 0m03 de largeur, doublée d'une feuille de caoutchouc et directement en contact avec les téguments

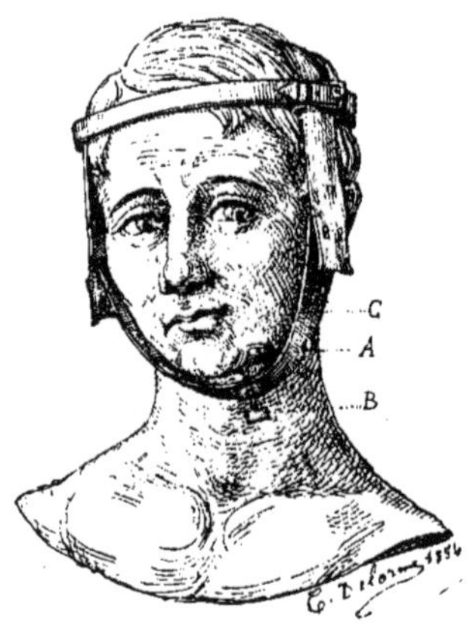

Fig. 37.

Cet appareil est destiné à presser de bas en haut sur le fragment ; on verra dans la suite que nous nous sommes servi d'un moyen plus efficace pour combattre ce genre de déplacement.

12 *avril.* — Le malade sort : sa fracture antérieure est à peu près complètement consolidée

Le 22 mai 1877, il revient voir M. Gayet ; on ne peut plus reconnaître le siège des deux fractures précédentes.

Observation II

Jules V..., 38 ans, cocher, entre à l'Hôtel-Dieu, le 18 février 1877, salle Saint Joseph n° 16, dans le service de M. Létiévant.

Chute du siège de sa voiture. Contusions et plaies de tête ; fracture simple du maxillaire inférieur entre les deux incisives médianes. C'est une fracture de la symphyse, à direction à peu près verticale avec une légère déviation à gauche.

Le fragment droit n'était pas sensiblement déplacé, quant au fragment gauche il était abaissé de 0m005 et porté légèrement en dedans ; vives douleurs au niveau de la fracture.

Traitement par la fronde de Bouisson jusqu'au 1er mars : persistance des douleurs.

Le 6 *mars*, nous lui appliquons notre appareil buccal en aluminium avec plaque mentonnière. Comme dans notre premier cas, les douleurs ont cessé dès le lendemain. Le malade peut dès lors manger très facilement. Il se prête mal aux pansements ordonnés ; aussi accuse-t-il des démangeaisons et de la cuisson de la région mentonnière.

Nous enlevons l'appareil mentonnier pour ne laisser que la pièce buccale pendant trois ou quatre jours. On en profite pour désinfecter et raser la région, et faire disparaître le prurit accusé par le malade.

Le 18 *mars*, nous appliquons la plaque mentonnière modifiée; elle est divisée en 3 parties, dont une médiane et deux ailettes latérales mobiles, ce qui permet au malade de faire ses pansements tout seul et sans déranger l'appareil. Les démangeaisons ne reparaissent plus.

Un mois après la consolidation est terminée, sans aucun défaut de l'articulation. Le malade sort le 22 *avril*.

Notons, que nous avons, depuis cette époque, remplacé l'appareil en aluminium par un appareil en tôle d'acier; nous avons remarqué que dans certains cas, où la suppuration est abondante, l'aluminium s'altère assez rapidement.

Observation III.

Charles P..., 28 ans, employé au télégraphe, entre à l'Hôtel-Dieu, le 8 juin 1877, salle Saint-Louis n° 85, dans le service de M. Letiévant.

Chute d'une hauteur de 12 m. sur la partie droite de la mâchoire; fracture double du maxillaire. A gauche, la fracture qui est verticale passe entre l'incisive et la canine dont la couronne a été détachée; sa racine est enlevée le lendemain. Les petites et les grosses molaires du même côté présentent des fractures de leur couronne.

A droite, le trait sépare la deuxième petite molaire de la première grosse, mais il est très oblique; c'est un type de fracture en écaille. Le fragment postérieur est externe et l'antérieur interne; la ligne de fracture se dirige donc d'avant en arrière et de dehors en dedans et l'extrémité du fragment interne se prolonge jusqu'à la troisième grosse molaire, fracture des trois grosses molaires au niveau de leurs couronnes.

Le fragment médian est abaissé de $0^{m}005$ en avant, de $0^{m}003$ en arrière. Il y a, en outre, un écartement en avant de $0^{m}005$. A la mâchoire supérieure, on constate du côté gauche, des fractures de l'incisive latérale, de la canine et de toutes les molaires. A droite, la première grosse molaire seule est fracturée. Toutes ces fractures sont verticales.

9 *juin.* — Tuméfaction considérable. Le malade peut à peine ouvrir la bouche, il avale difficilement; douleurs vives au moindre mouvement. On se borne à fixer une simple mentonnière.

21 *juin.* — Nous pouvons appliquer l'appareil : les douleurs diminuent pour disparaître complètement 6 jours après. Suppuration abondante de la fracture droite. Le malade mange sans que les mouvements provoquent une douleur notable.

25 *juin.* — Nous sommes obligé d'enlever l'appareil pour procéder à des lavages antiseptiques qui avaient été complètement négligés. Cette simple opération ramène les douleurs. Mais tout rentre bientôt dans l'ordre. Le patient se couche aussi bien du côté droit que du côté gauche.

10 *juillet.* — Les fractures sont consolidées : pourtant, la fracture droite présente encore de très légers mouvements. Le malade ne garde son appareil que pendant la nuit.

Il sort le 20 juillet.

Pendant tout son séjour, nous n'avons noté qu'un foyer de suppuration de la fracture droite, ouvert à l'intérieur, et des douleurs dentaires assez violentes : aucune plaie extérieure.

Deux ans après, le 17 février 1879, nous retrouvons ce malade : l'articulation est très bonne : la mâchoire est solide : aucune difformité apparente de la face ; la fracture gauche est difficile à reconnaître au toucher.

Au niveau de la fracture droite, on sent à la palpation un rebord saillant en dedans, se prolongeant depuis la deuxième petite molaire jusqu'à la troisième grosse. Le malade ne mange pas de ce côté, car la partie restante de la première grosse molaire est toujours chancelante et la pression y réveille des douleurs.

Toutes les autres dents fracturées autrefois ne sont plus douloureuses, elles ont été cautérisées d'ailleurs avec le galvanocautère.

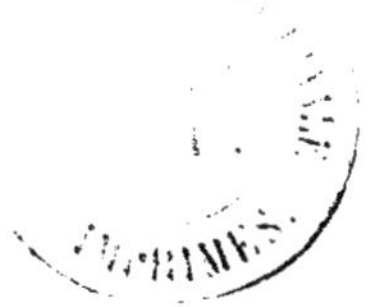

Observation IV

Claude C., 26 ans, entre le 25 août 1877 à l'Hôtel-Dieu, salle Saint-Louis, n° 86, dans le service de M. Létiévant.

Chûte sur un sol dallé, d'une hauteur de 7 m. Le malade croit être tombé directement sur le menton. Transporté à l'Hôtel-Dieu, il présente une tuméfaction notable du menton, qui offre des ecchymoses et une petite plaie à droite, à 0 m. 09 de la ligne médiane. Douleur vive de la région, déformation marquée. Le menton est aplati transversalement, enfoncé en arrière comme si la partie antérieure du maxillaire avait été détachée. La palpation permet, en effet, de constater que l'arc antérieur du maxillaire est libre et détaché des deux branches horizontales.

A gauche, le trait de fracture part de la deuxième petite molaire et se dirige en bas et en arrière. Le fragment postérieur de ce côté est dévié en dehors, d'où saillie à l'exploration.

A droite, le trait de fracture passe entre la deuxième petite molaire et la première grosse et présente une direction à peu près verticale. De même qu'à gauche, le fragment postérieur fait saillie en dehors, ce qui contribue à augmenter l'aplatissement du menton.

La symphyse forme donc un arc de cercle de 0 m. 08 de longueur et entièrement mobile; ce fragment symphysaire n'est pas notablement abaissé; il est enfoncé du côté de la bouche et rejette en dehors les branches horizontales. Crépitation évidente.

Plaie au niveau du trou mentonnier. Au dessous de la lèvre inférieure et à droite de la ligne médiane existe une plaque d'anesthésie de deux centimètres carrés, limitée en haut par le bord libre de la lèvre et atteignant la commissure droite.

Depuis le 25 août jusqu'au 17 septembre on a essayé, mais inutilement, tous les moyens pour maintenir les fragments.

A ce moment, M. Letiévant nous prie d'intervenir.

Application de l'appareil qui reste en place pendant deux mois; suites très simples: le résultat est des plus satisfaisants.

Le malade sort le 29 janvier 1878. Le long séjour qu'il a fait à l'hôpital lui a été imposé par une fracture compliquée de cuisse.

Nous le voyons de nouveau le 4 février 1879, il ne se ressent nullement de ses fractures; articulation excellente, cal assez épais du côté droit. Persistance d'une petite zône d'anesthésie du même côté.

Observation V

Jean-Baptiste C., 18 ans, entre à l'Hôtel-Dieu le 2 octobre 1877, salle Saint-Louis n° 57, dans le service de M. Létiévant.

Cet individu, à la suite d'une tentative d'assassinat, fut apporté sans connaissance à l'Hôtel-Dieu, et resta 16 jours dans le coma. Le 18me jour seulement, on put se rendre compte des lésions multiples qu'il présentait; large plaie préauriculaire droite et fracture double du maxillaire inférieur.

Cette fracture passe à droite entre la canine et l'incisive latérale; le deuxième trait de fracture siège du même côté au dessous du condyle. Le fragment moyen dépasse de 0 m. 006 le fragment gauche à sa partie antérieure de telle sorte que l'incisive latérale se trouve au niveau de la deuxième molaire, séparée d'elle par un intervalle de 0 m. 008. En outre, l'extrémité antérieure de ce fragment médian est abaissée de 0 m. 003 (*fig. 38*).

Etant donné l'état dans lequel se trouvait ce malade, il était difficile d'appliquer un appareil; le travail de réparation était déjà avancé et il paraissait impossible de ramener en position les deux fragments du corps de l'os. Nous n'espérions pas davantage réduire la fracture qui siégeait sur la branche mon-

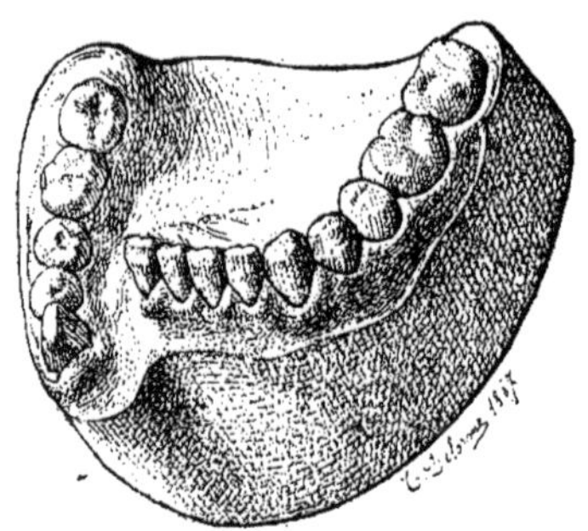

Fig. 38.

tante : à ce niveau, la consolidation en position vicieuse était maintenue par l'habitude qu'avait contractée le malade de se coucher sur le côté droit.

Le 25 octobre, nous tentons d'appliquer un appareil pour réduire les deux fragments antérieurs. M. Letiévant fut obligé d'intervenir et de sectionner au bistouri les brides déjà formées.

En cherchant exclusivement la consolidation de la fracture antérieure, nous espérions pouvoir, à un instant donné, exercer sur le fragment moyen une pression suffisante pour obtenir une bonne articulation de la mâchoire.

L'appareil est maintenu pendant un mois ; à ce moment la fracture antérieure est à peu près consolidée. L'intervalle des fragments entre la canine et l'incisive latérale n'est plus que de 0 m. 0015. On ne pouvait espérer de ce côté un meilleur résultat.

En arrière, au contraire, il subsiste un déplacement assez considérable en dedans de la partie postérieure du fragment ; la distance entre les grosses molaires des deux fragments n'est que de 0 m. 032 ; la prononciation des mots est difficile, la salive s'écoule sans pouvoir être retenue.

Pour remédier à cet état de choses, nous construisons un petit ressort d'acier en forme d'U (*fig. 39*) dont l'écartement mesure 0 m. 05, et qui, appliqué, presse sur les molaires préalablement protégées par du caoutchouc. Par cette pression continue, nous

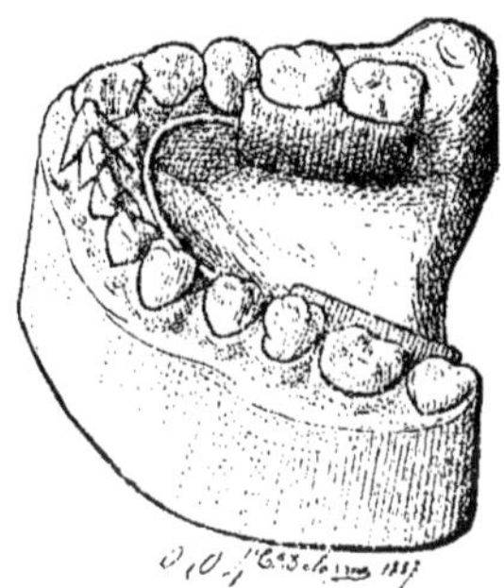

Fig. 39

avons obtenu jusqu'au jour de la sortie, c'est-à-dire 3 mois après, un écartement de 0 m. 038. Le malade mange facilement ; cette demi articulation aurait pu devenir complète, avec un traitement plus prolongé.

Le 25 mars, le malade est envoyé à Longchêne, il est à peu près rétabli ; il cesse de porter l'appareil. Nous ne l'avons plus revu.

Le ressort en U avait occasionné quelques douleurs, aussi l'avons-nous remplacé par un autre, à plus faible tension.

Chez ce malade, il est certain que l'application d'une balle de caoutchouc sous-mentonnière, comme dans le cas ultérieur de M. P. (*obs. 29*) nous aurait permis de repousser en dehors le fragment droit et de reformer l'articulation dès le début. La consolidation prématurée de la fracture sous-condylienne a été la principale source des difficultés.

Signalons enfin la position affectée par le fragment moyen qui est caractéristique de la fracture du condyle. (*Voir chap. II. anat. pathol.*).

Observation VI

B...., 28 ans, entre à l'Hôtel-Dieu le 17 décembre 1877, salle Saint-Louis n° 70, dans le service de M. Létiévant.

Coup de coude sur la mâchoire, assez violent pour renverser le malade. Celui-ci pris de vin, ne remarqua rien d'anormal tout d'abord ; mais le lendemain il ressentait une vive douleur à l'angle gauche de la mâchoire. Une arracheuse de dents qu'il consulta reconnut, après quelques efforts pour extraire la dent de sagesse, une fracture à ce niveau et l'engagea à se faire traiter à l'Hôtel-Dieu.

La douleur est intense au niveau du foyer de la fracture, qui siège entre la deuxième et la troisième grosse molaire du côté gauche. Le malade ne peut mâcher, la déglutition même est douloureuse.

Le fragment antérieur est abaissé de 0 m. 006 d'après les mesures exactes prises ultérieurement sur le modèle.

Notre appareil est appliqué le 28 décembre : les douleurs disparaissent dès ce moment, la guérison s'effectue rapidement. L'appareil est enlevé le 1er février 1878.

Le rameau du trijumeau destiné aux téguments autour de la fracture avait dû subir une compression de la part des fragments : car la partie gauche de la joue était totalement insensible.

Nous retrouvons ce malade en septembre 1878, la consolidation est parfaite ; le malade peut mâcher facilement. Mais on constate toujours à l'angle de la mâchoire une zône d'anesthésie de 4 centimètres carrés.

Observation VII

B..., 20 ans, forgeron, entre à Saint Philippe le 19 février 1878, dans le service de M. le professeur Desgranges.

Projection par le marteau pilon d'une pièce à forger ; choc à la région mentonnière à $0^{m}02$ de la ligne médiane et du côté droit. La plaie a mis le maxillaire à nu ; fracture de l'os en ce point, lequel correspond à l'espace laissé libre par la première grosse molaire droite, avulsée 5 ans auparavant.

Large plaie de $0^{m}07$ d'étendue et permettant de voir complètement l'os.

La fracture est oblique d'avant en arrière et de dehors en dedans : son obliquité, très accentuée, mesure $0^{m}036$. Le fragment droit est un peu élevé et porté en dehors ; le fragment gauche abaissé de $0^{m}004$ est porté en dedans. Le chevauchement résultant détermine une augmentation de volume notable de la joue droite.

Les deux petites molaires voisines de la fracture sont chancelantes ; la deuxième est même fracturée verticalement dans toute sa partie postérieure.

Depuis son entrée à l'Hôtel-Dieu, ce malade a été soumis aux différents traitements contentifs des fractures du maxillaire ; mais la forme en biseau de celle-ci ne permettait pas de maintenir les fragments ; il se produisait un glissement douloureux à chaque mouvement des mâchoires.

Appelé auprès du malade le 27 février, nous constatons que la fracture avait commencé à se consolider en position vicieuse. Il nous fut impossible d'appliquer notre appareil ordinaire : il fallait d'abord mettre lentement en coaptation les fragments.

Aussi avons-nous construit pour ce cas particulier une pièce accessoire déjà décrite.

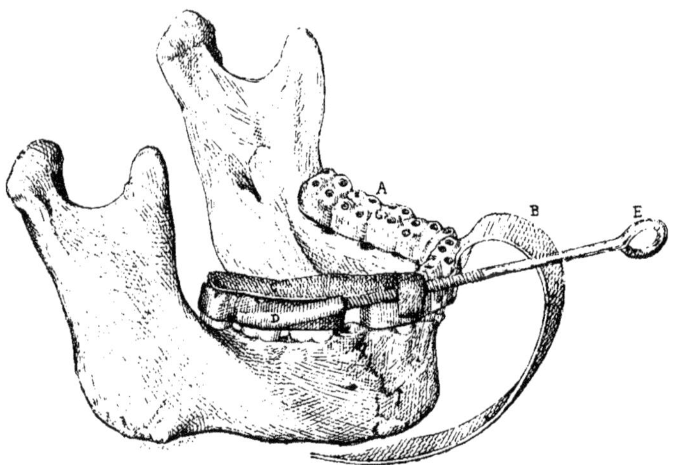

Fig. 40.

Nous appliquons le nouvel appareil le 1er mars ; le malade qui n'avait jusqu'alors absorbé que des aliments liquides et encore avec beaucoup de douleur a pu, après la pose de l'appareil, ouvrir facilement la bouche et manger la nourriture ordinaire de la salle.

Quelques jours après, abcès au niveau de la fracture, évacué sans incident.

Le 24 mars, sortie du malade ; bonne articulation, consolidation encore incomplète ; un peu de suppuration du foyer de l'abcès ; la plaie du menton n'est pas tout à fait cicatrisée.

Nous faisons un appareil très léger destiné à empêcher tout déplacement nouveau avant la guérison définitive et que le malade emporte.

Le 27 janvier 1879, nous le retrouvons : il ne se ressent plus de sa fracture. Mais la joue droite est plus saillante que la gauche et si le malade ouvre la bouche, on voit très bien que le fragment droit chevauche toujours un peu. L'espace laissé libre au niveau de la première grosse molaire et qui était de 0^{m}008 après l'accident, n'est plus que de 0^{m}006. Les deux fragments ont donc glissé de 0^{m}002 depuis que le malade a quitté son appareil, c'est-à-dire depuis le 15 avril.

La cicatrice de la plaie du menton mesure 0^{m}04. L'abcès du foyer de la fracture ne s'est fermé, d'après le malade, que vers la fin du mois de juin. Avant cette époque, il est sorti quatre petites esquilles.

La deuxième petite molaire brisée verticalement dans toute sa partie postérieure, est restée en place; sa cassure est noire, luisante et offre les caractères de la carie sèche.

Si le malade, au lieu de quitter son appareil le 15 avril, l'avait maintenu pendant toute la durée de la suppuration, il est certain que le déplacement par glissement ne se serait pas reproduit.

Observation VIII.

Jules D..., 45 ans, entre à l'Hôtel-Dieu le 13 novembre 1878, salle Sainte-Marthe n° 21, dans le service de M. Létiévant.

Chute sur la tête du haut d'une voiture : contusion et décollement d'une partie du cuir chevelu : fracture du maxillaire inférieur par le passage de la roue; plaie contuse du côté droit de la face. Le trait de fracture passe entre les deux petites molaires du même côté, déplacement très limité. Le fragment gauche est légèrement abaissé et porté en avant; le fragment droit un peu élevé.

La réduction est facile; mais le malade se plaint de vives douleurs au niveau de la fracture.

Pansement de Lister sur les plaies; la fracture est maintenue réduite par la fronde.

Pendant 8 jours, douleurs persistantes, insomnies, alimentation difficile.

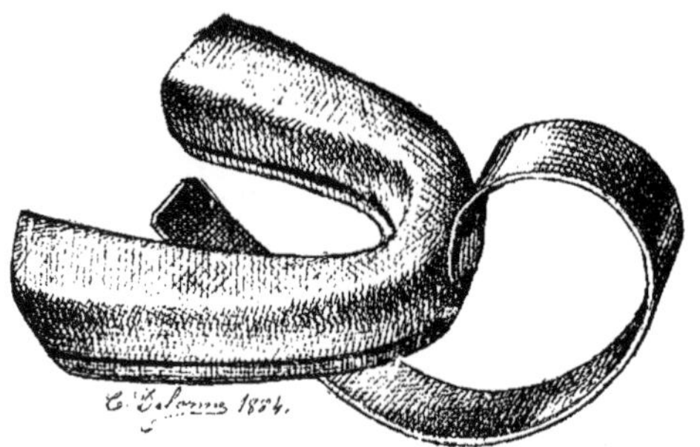

Fig. 11.

Le 21 novembre, nous appliquons notre appareil en gutta déjà décrit. Disparition rapide et complète des douleurs : la mastication s'opère très facilement ; le malade reprend ses forces.

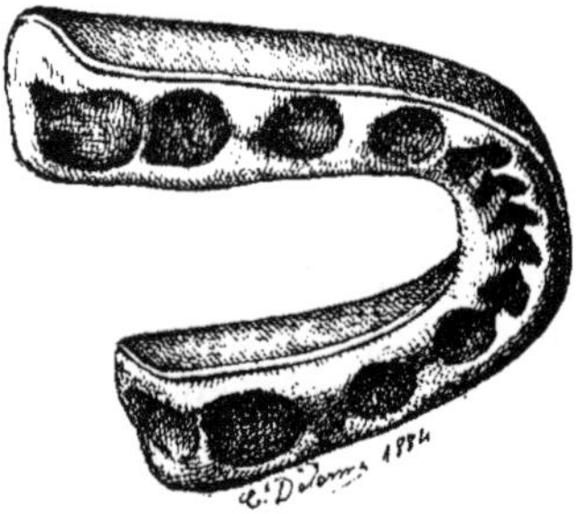

Fig. 12.

Le 4 décembre, après 15 jours d'application, on change l'appareil, qui est remplacé par un autre en amalgame dur : celui-ci est d'abord moins bien supporté ; retour de quelques douleurs au niveau de la fracture, dues à un changement de direction de la pression et à un léger tiraillement par suite de cette substitution. Néanmoins le malade peut manger.

Dans ce cas, comme la gutta commençait à se déformer, nous n'avons pas jugé à propos de la remettre sur le moule; nous avons voulu faire l'essai de l'amalgame. L'appareil reste appliqué pendant 38 jours. A ce moment la consolidation est complète; le malade ne séjourne à l'hôpital que pour laisser cicatriser les plaies de tête.

Nous le retrouvons le 27 février 1879; l'articulation est excellente et on ne peut reconnaître la fracture qu'à un épaississement de l'os à sa partie interne.

Le 20 mars 1884, ce malade est rentré à Saint-Louis, pour une affection chirurgicale dont il mourut quelque temps après.

Nous avons pu nous procurer son maxillaire, la fracture n'était pas reconnaissable en dehors; à la partie interne, on constatait une petite production osseuse. L'arcade blessée s'articulait exactement avec l'arcade supérieure.

Observation IX

N. G..., 30 ans, entre le 2 janvier 1879, salle Saint-Philippe, dans le service de M. le professeur Desgranges.

Chute d'une hauteur de 5 mètres sur une barre de fer. Fracture double du maxillaire. Siège de la fracture, à droite, entre la première et la deuxième incisive ; à gauche, au niveau de la racine de la deuxième grosse molaire ; quant à la première, elle avait été extraite antérieurement et son alvéole était vide.

Le malade souffre vivement de ses fractures et se prête difficilement à la prise des empreintes ; il se plaint en outre, d'un point du côté droit qui démasque bientôt une pleuro-pneumonie.

Le 7 janvier, anesthésie pour réduire la fracture et appliquer l'appareil ; 6 jours après, le malade s'en débarrasse lui-même.

Nouvelle anesthésie le 22 janvier. Pendant les efforts de réduction, la deuxième grosse molaire déjà très chancelante tombe ; sa racine antérieure était divisée en son milieu, et le canal dentaire était à découvert dans toute sa longueur (*fig. 13*).

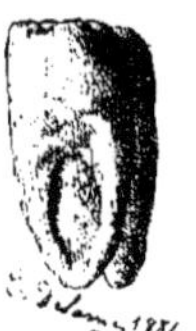

Fig. 13.

Nous avions tenu à conserver jusqu'alors cette dent, malgré les souffrances qu'elle causait au malade, parce qu'elle servait de point d'appui pour maintenir le fragment postérieur.

Le 26 janvier, le patient enlève de nouveau son appareil ; un débris osseux mélangé à des aliments s'était introduit en effet entre la pièce buccale et la dent extraite et provoquait des douleurs intenses.

L'aspect de la fracture est à peine modifié ; la tuméfaction des téguments ayant diminué, les fragments sont même plus mobiles. Le fragment droit occupe sa position normale, le fragment postérieur gauche est porté en haut et en bas ; son extrémité antérieure est abaissée de 0 m. 005 et écartée de l'incisive de 0 m. 003. Son extrémité postérieure, abaissée de 0 m. 015 est distante de 0 m. 01 du fragment postérieur.

Pour maintenir ce fragment en bonne position, nous avons apporté à notre appareil une modification qui sera décrite ultérieurement.

Ce malade présente en outre, une singularité dans son articulation dentaire, qui pourrait rendre difficile la fabrication d'un bon moule.

La deuxième grosse molaire gauche, au niveau de laquelle a eu lieu la fracture, s'accorde avec sa congénère du maxillaire supérieur, mais en dehors ; dans l'articulation normale on sait que celle-ci se fait en dedans ; et pourtant on observait à sa surface des facettes articulaires correspondant parfaitement à celles de la mâchoire supérieure.

Interrogé, le malade nous a expliqué les causes de cette anomalie ; étant soldat, il avait eu la mâchoire subluxée par le recul de son fusil mal épaulé. Cette subluxation avait modifié l'engrènement des dents et on avait été obligé, pour rétablir l'articulation, d'extraire les quatre dents de sagesse.

Après cet accident, toutes les autres dents étaient restées chancelantes pendant deux mois.

En 1877, à la suite d'une chute sur la joue gauche, la deuxième grosse molaire de la mâchoire inférieure subit un nouvel ébranlement et resta près de six mois sans se consolider. Lorsque la consolidation fut terminée, l'articulation se faisait en dehors, c'est-à-dire en position vicieuse.

Pendant plus d'un an, le malade ne put manger du côté gauche ; ce n'est que par l'usure et le frottement journalier des deux mâchoires que l'articulation se reforma ; de là les nombreuses facettes articulaires observées sur cette dent, sur laquelle on constate nettement l'usure de l'émail.

On doit donc faire attention à la manière dont le malade se sert de la mâchoire, à la position des fragments et des dents par rapport au maxillaire sain, si l'on veut que le moule contribue à une consolidation en bonne position.

Le 4 février, le malade enlève pour la quatrième fois son appareil et le refuse obstinément. Mais devant la recrudescence des douleurs, il consent à reprendre le traitement. C'est alors que nous apportons les modifications suivantes : tout d'abord une pointe métallique soudée d'une part à la pièce buccale, pénètre par l'autre extrémité dans le fragment postérieur, qu'elle maintient solidement à sa place. En outre, des vis passant dans l'interstice des dents sont fixées à la première pièce buccale ; la deuxième pièce buccale est échancrée pour laisser passer la tête de ces vis.

Pour faire remonter le bord dévié du fragment médian, nous attachons avec un fil de soie l'incisive médiane gauche, et nous faisons passer ce fil dans les trous pratiqués à la face supérieure

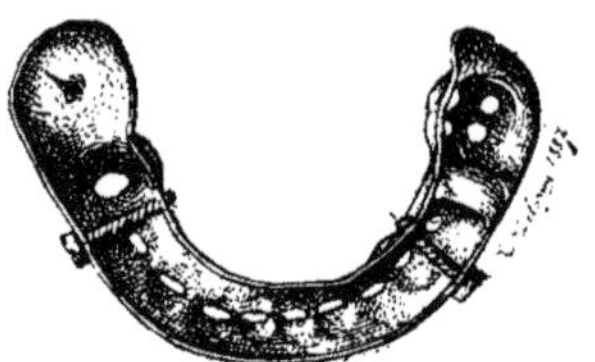

Fig. 11.

de l'appareil. Puis le fragment est réduit et maintenu par le fil qui est tiré et attaché à la traverse métallique. On voit que la traction se faisait de bas en haut, et de la partie la plus étroite à la partie la plus large de la dent; le fil ne pouvait nullement toucher la gencive. Ce cas nous a donné l'idée de la ligature, selon les règles que nous avons fixées précédemment pour nous mettre à l'abri des inconvénients reprochés à ce système de contention (*Voir Ch. VI*).

Le 17 février, on ne note pas encore de consolidation; tuméfaction du côté gauche; un fragment osseux a été éliminé 10 jours avant. L'appareil est enlevé définitivement le 8 mars; le fragment antérieur est assez bien placé; mais le fragment postérieur gauche est porté en dehors et détermine une forte saillie. Il serait encore possible de ramener ce fragment en coaptation en appliquant l'appareil à traction continue, dont nous nous sommes servi heureusement dans la résection du maxillaire inférieur; mais l'indocilité du malade nous fait reculer devant cette méthode. Nous aurions pu obtenir un résultat meilleur encore en maintenant la bouche ouverte; mais le moyen était impossible à appliquer chez ce malade, et pour la même raison.

Nous avons dû nous servir de l'appareil à vis qui a l'inconvénient de faciliter l'ébranlement des dents.

Il est bon de signaler que les vis interdentaires, prenant leur point d'appui sur l'émail, amènent des douleurs, de la carie sèche, etc., aussi ne doivent-elles être laissées que quelques jours et être remplacées le plus tôt possible par l'appareil ordinaire.

Observation X

Claude P.., 32 ans, entre à l'Hôtel-Dieu, Salle Sainte-Marthe, dans le service de M. Létiévant, en janvier 1879.

Le malade vient de l'hôpital de Bourg où il avait été traité depuis son accident, c'est-à-dire depuis quatre mois. A cette époque, après une chute de 7 mètres de hauteur, il s'était fracturé la cuisse et le maxillaire, ce dernier en 3 points. Malgré les divers appareils employés à l'hôpital de Bourg, le malade présentait à son arrivée à Lyon une pseudarthrose double du corps du maxillaire.

On constate un trait de fracture entre l'incisive latérale et la médiane du côté droit, un autre entre les deux petites molaires du côté gauche et le troisième derrière la deuxième grosse molaire gauche; la dent de sagesse fait défaut.

Le fragment le plus antérieur est abaissé de 0 m. 005; les autres sont à peu près à leur place normale; le deuxième fragment toutefois est aussi abaissé et légèrement incliné en dedans; il est déjà à moitié consolidé. Le malade ne peut manger d'aliments solides; pas de douleur.

Application de l'appareil le 17 janvier 1879. Nous ajoutons une vis de pression à la plaque mentonnière (*fig.* 18) pour relever le deuxième fragment et pour faire porter sur ce point toute la traction de la bande de caoutchouc.

Le 10 février, on constate encore quelques mouvements et

l'appareil est maintenu. Le 28 février, l'appareil est enlevé définitivement. la consolidation est parfaite, sans déformation.

A la fin de l'année, même état. En novembre 1884, la plupart des dents ou des racines implantées sur les fragments sont tombées. Aucun changement dans la forme du maxillaire.

Observation XI

Antoine R..., 55 ans, sabotier, entre à l'hôtel-Dieu le 21 avril 1879, salle Sainte-Marthe, dans le service de M. Létiévant.

Cet homme vient pour un vaste phlegmon du bras, de l'épaule et du cou, consécutif à un accident remontant déjà à 15 jours et sur lequel il ne donne pas de renseiguements précis. Il présente, en outre, une fracture double de la mâchoire inférieure.

Elle siège à gauche entre la canine et la première petite molaire, à droite, en arrière de la deuxième petite molaire. Comme les trois grosses molaires de ce côté avaient été avulsées depuis longtemps, il existait là un fragment complètement dépourvu de dents et qui devait dès lors être difficile à maintenir.

Tous ces fragments étaient d'une extrême mobilité ; plusieurs esquilles avaient été extraites.

Nous construisons l'appareil avec une branche droite plus épaisse pour refouler le fragment postérieur à sa place et le maintenir abaissé. Il est appliqué le 26 avril. Les douleurs cessent le même jour ; mais quelques jours après, le malade se plaignant de souffrir de nouveau, nous enlevons l'appareil le 5 mai, pour en rechercher la cause.

Nous constatons que le fragment médian est toujours abaissé par rapport au postérieur droit : il s'opérait un glissement de l'appareil du côté où les dents faisaient défaut, et par suite, il n'y avait pas de contention efficace.

Nous étions sur le point d'abaisser le fragment postérieur à l'aide d'une pointe pénétrante ; mais, ayant observé que la fracture se maintenait bien réduite, si le malade tenait la bouche ouverte et que, dans cette position, les douleurs disparaissaient, nous remettons l'appareil. Puis nous plaçons à gauche, entre les deux mâchoires, un coin de bois destiné à ouvrir jour et nuit la bouche du malade ; celui-ci en prit rapidement l'habitude et ne l'enlevait que pour manger. On ôte l'appareil le 28 mai ; consolidation à peu près complète, sauf de très légers mouvements.

Le malade s'était relevé complètement d'un état de débilité extrême ; il avait fait les frais de la suppuration d'un vaste phlegmon : sa mâchoire était en très bon état, et il demandait à sortir, lorsqu'il est pris d'un frisson violent ; il meurt trois jours après, le 31 mai, d'une pleurésie probablement purulente.

C'est depuis ce cas, où nous avons constaté les bons effets du coin de bois, que nous l'avons utilisé le plus souvent possible dans la réduction des déplacements suivant la hauteur.

Observation XII

C..., cultivateur. Ce malade nous est adressé par M. le Dr Rondet, de Miribel.

Le 25 juin 1879, coup direct sur le maxillaire inférieur et fracture simple consécutive siégeant à gauche, entre la deuxième petite molaire et la première grosse. Le fragment postérieur est dévié en dedans ; il se termine en un biseau dépassant légèrement la première petite molaire dont la racine est mise à nu à la face interne de l'os ; enfin, ce fragment se porte légèrement en haut.

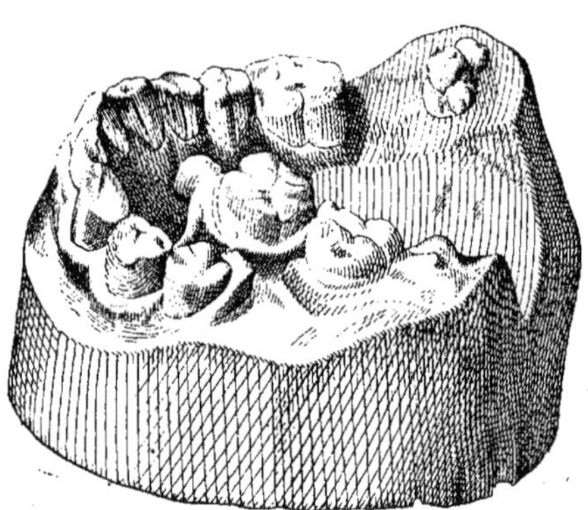

Fig. 15.

Du bord interne de la première grosse molaire au bord interne de la deuxième petite, il y a une distance de 0 m. 016.

Mastication impossible ; douleurs vives au moindre mouvement.

La fracture a été assez difficile à réduire : application de l'appareil le 2 juillet.

Les douleurs disparaissent et le malade peut dès lors s'alimenter et parler facilement. L'appareil est enlevé le 1er août, on constate que la fracture est régulièrement consolidée ; la contention a duré un mois.

Observation XIII

J. Claude P..., 47 ans, entre à l'Hôtel-Dieu le 17 août 1879, salle Saint-Joseph, service de M. Létiévant.

Atteint directement par un madrier poussé avec force, le malade est transporté privé de connaissance à l'Hôtel-Dieu où nous le voyons le 22 août, cinq jours après l'accident.

Tuméfaction considérable de la face ; on peut à peine introduire le doigt dans la bouche du patient. Large plaie du menton de 0 m. 06 de long. située sous les petites molaires droites, donnant issue à la salive et à un suintement sanguinolent, à bords hâchés et laissant voir une partie du maxillaire. Avec le stylet, on perçoit à ce niveau la présence de plusieurs esquilles. Quelques jours après seulement, nous pouvons nous rendre un compte plus exact des lésions ; à gauche, la fracture porte au niveau de l'espace destiné aux deux premières grosses molaires, qui ont été avulsées longtemps auparavant. Le fragment postérieur gauche qui supporte seulement la dent de sagesse n'est presque pas dévié ; il tend à se porter en dedans. Le trait de fracture est dirigé de bas en haut, d'avant en arrière et obliquement de dehors en dedans ; ses deux extrémités supérieure et inférieure sont très effilées. A droite, la fracture siège entre la deuxième petite molaire et la première grosse ; le fragment postérieur dirigé d'avant en arrière et de dehors en dedans est dévié en dehors de toute l'épaisseur de la grosse molaire, c'est-à-dire de 0 m. 011 et élevé de 0 m. 008 ; il est composé de deux dents seulement, la dent de sagesse fait défaut. Extérieurement, le fragment commence à la canine et se termine en dedans au niveau de l'alvéole de la dent de sagesse.

Le maxillaire présente donc une solution de continuité de 0 m. 036 de long, sur toute la hauteur de l'os. Le fragment antérieur très mobile se compose des petites molaires, canines et incisives, droites et gauches ; il est fortement incliné en avant. Les deux petites molaires qu'il supporte à droite reposent sur des alvéoles brisées en plusieurs esquilles ; la canine même est très compromise. A la mâchoire supérieure, deux molaires ont été brisées.

Tel était l'état du sujet le 29 août : il souffrait beaucoup et ne pouvait être alimenté qu'au biberon ; le moindre contact lui était douloureux, insomnies continuelles.

Le même jour, nous prenons les empreintes, grâce au porte-empreintes spécial (*voir fig. 30, 31*) dont nous nous servons en pareil cas, et le 5 septembre, nous nous mettons en mesure d'appliquer l'appareil.

La mobilité des fragments et surtout celle des deux petites molaires, rendaient difficile ce temps de l'opération : nous avons dû faire entrer les fragments postérieurs dans l'emplacement qui leur était réservé, puis le fragment antérieur, et enfin pousser l'une après l'autre, avec des pinces, les deux petites molaires dans les alvéoles de l'appareil.

Grands lavages antiseptiques, plusieurs fois répétés dans la journée. Le malade peut dormir, les douleurs diminuent et ne surviennent qu'au moment de la déglutition; les mouvements de la mâchoire sont à peine douloureux; le sujet peut s'alimenter et parler sans difficulté; la salive coule moins abondamment par la plaie; celle-ci est recouverte d'un linge interposé entre le menton et l'appareil et le malade renouvelle ce linge à volonté. L'appareil est bien supporté : le sixième jour, toute douleur a disparu.

Vers le quinzième jour, on extrait au niveau de la fracture droite une esquille de $0^{m}006$ de large ; suppuration abondante, lavages répétés.

Ls 28 septembre, on enlève l'appareil pour se rendre compte de l'état de l'os : la fracture gauche est consolidée, mais la droite est toujours très mobile; les deux petites molaires sont toujours très adhérentes; extraction de deux esquilles d'un volume égal à la première; on replace l'appareil.

Dans le courant du mois d'octobre, extraction d'une quatrième esquille plus épaisse, plus volumineuse que les précédentes. Persistance de la suppuration.

L'appareil est définitivement enlevé le 15 novembre. A ce moment, les deux fractures sont consolidées, mais la suppuration persiste du côté droit.

Le pus se fait jour par la plaie sous-maxillaire : celle-ci est réduite à un petit pertuis; un stylet introduit par l'orifice arrive sur une portion d'os éburnée, mais immobile. Pas de douleur. Le malade mange des aliments solides.

Il reste encore quelques jours à l'Hôtel-Dieu sans appareil ; malgré la solidité du cal osseux, la deuxième petite molaire très chancelante gêne la mastication surtout depuis que l'appareil est enlevé, aussi le malade l'arrache-t-il lui-même sans effort. Le lendemain, une nouvelle esquille se fait jour au fond de l'alvéole extraite, elle mesure 0m03 de long, sur 0m01 de large. Toutes ces esquilles au nombre de cinq, représentent dans leur ensemble une portion d'os de 0m03 de long sur toute la hauteur du maxillaire. Leur issue explique la mobilité des petites molaires et la lenteur de la reconstitution osseuse. La suppuration cesse d'ailleurs bientôt après et la plaie se referme.

Le malade quitte l'Hôtel-Dieu le cinq décembre dans de bonnes conditions; malheureusement, la guérison ne se poursuit pas, et le 18 février 1880, le malade revient nous voir et nous raconte que la fracture droite s'est mobilisée depuis deux mois; c'est-à-dire dix jours après sa sortie de l'hôpital. Nous constatons, en effet, une pseudarthrose entre la petite et la grosse molaire du côté droit. Le vide laissé par la chute de la deuxième petite molaire n'existe plus; le rapprochement est complet; auparavant, la mâchoire inférieure du sujet passait en avant de la supérieure : mais la chute de la deuxième molaire ayant détruite le prognathisme et modifié l'articulation, la mâchoire supérieure est en avant de l'inférieure; la forme générale est devenue plus régulière; mais les tubercules dentaires ne s'accordent plus et il y a production de mouvements saccadés, de glissements comme s'il y avait interposition d'un corps étranger entre les arcades dentaires.

Nous conseillons au malade de remettre un appareil : mais il ne revient nous voir que trois mois plus tard; son état s'est peu modifié, la pseudarthrose tend néanmoins à se calcifier; les mouvements, quoique perceptibles à l'œil, sont moins sensibles; les tubercules dentaires commencent à s'user par le frottement, les mouvements secondaires sont moins brusques, nous espérons, avec le temps, une bonne articulation.

Pourquoi, dans ce cas compliqué, les résultats, d'abord très favorables, sont-ils devenus de moins en moins satisfaisants? Cette terminaison doit être attribuée en grande partie à l'indocilité et à la négligence du malade. Il a fait des efforts exagérés, qui ont ramené la mobilité; même, à ce moment, un appareil de contention aurait provoqué la consolidation, comme au début du traitement et facilité la mastication sans aucun danger. Nous aurions pu, en outre, remplacer la dent extraite par de la gutta ou de l'étain; ce qui, avec l'appareil, aurait contribué à maintenir les fragments. La mauvaise volonté du malade ne nous a pas permis davantage de tenir la bouche ouverte pendant quelque temps, pour assurer une bonne position au fragment antérieur.

Ce malade nous offre le deuxième exemple de fracture où l'un des fragments glisse en comblant le vide causé par l'extraction d'une dent. En d'autres termes, on ne doit pas enlever l'appareil avant la cessation complète de la suppuration. Jusque là, on n'est pas certain de la reconstitution totale de l'os. La réunion peut n'être que partielle et le cal n'est pas dès lors assez solide pour supporter les efforts de mastication, surtout s'il s'agit de fractures très obliques et, partant, plus susceptibles de glissement.

Observation XIV

Alexis C..., 20 ans, entre à l'hôpital de la Croix-Rousse le 6 octobre 1880, salle Saint-Eucher, dans le service de M. Cordier suppléé par M. le Dr Carry.

Fracture simple du maxillaire inférieur, entre la première et la deuxième incisive du côté droit.

La fracture était facile à réduire, mais malgré la fronde et une gouttière en gutta-percha qui maintenait bien la réduction, le malade continuait à souffrir.

Prévenu par M. le Dr Carry, nous appliquons notre appareil le 16 octobre.

Le même jour, disparition des douleurs ; six jours après, le malade demande à sortir avec son appareil.

Il revient 15 jours plus tard nous montrer sa fracture, qui est parfaitement consolidée. Pendant toute cette période, le malade avait pu manger et reprendre son travail.

L'articulation est bonne ; la guérison a demandé 21 jours.

Observation XV

Emmanuel G...., 40 ans, entre le 15 novembre 1880, à l'hôpital de la Croix-Rousse, salle Saint-Eucher n° 4, service de M. Poncet.

Le 15 novembre, cet homme en descendant d'une voiture en marche, tombe à la renverse, et une des roues passe sur sa tête, au niveau de la mâchoire.

A son entrée, on constate une vaste plaie sous-maxillaire droite, une plaie de la lèvre supérieure du même côté, et une fracture compliquée du maxillaire inférieur ; le trait de fracture passe entre la petite incisive et la canine gauche ; abaissement considérable du fragment droit de 0m009. Suture de la plaie et hémostase.

Le 2 novembre, on tente la réduction qui se fait difficilement, le fragment droit a, en effet, une grande tendance à l'abaissement; plusieurs procédés de contention restent infructueux ; le meilleur était une planchette sous-mentonnière maintenue par un chevestre ; les fragments étaient assez bien fixés ; mais le malade ne peut supporter cet appareil et l'enlève lui-même. Pendant quelques jours, simples lavages et pansements antiseptiques.

Le 23, hémorrhagie secondaire de la sous-mentale droite, arrêtée par la compression ; la quantité de sang perdue est considérable et peut s'évaluer à un litre.

Le 5 décembre, la cicatrisation de la plaie tégumentaire est terminée ; nous prenons les empreintes.

11 *décembre.* — Application de l'appareil.

13 *décembre.* — Les fragments sont bien contenus, le malade mange plus facilement.

27 *décembre.* — Formation d'un petit abcès sous-mentonnier ; au niveau de la fracture, l'appareil reste toujours appliqué ; l'état général du sujet se relève.

17 *janvier.* — On envoie le malade à Longchêne ; le cal n'était pas encore bien solide, et comme on peut encore imprimer quelques légers mouvements aux fragments, l'appareil est maintenu.

18 *février.* — Le malade revient de Longchêne. La consolidation de la fracture n'est pas encore complète ; l'appareil un peu relâché par les manœuvres du malade, n'exerçait qu'une contention insuffisante.

Canine mobile ; persistance de la suppuration de l'abcès sous-mentonnier. En explorant la fistule, on fait sortir un petit séquestre. L'appareil rectifié est remis en place.

2 *mars.* — Articulation excellente. Le malade, à sa sortie, emporte son appareil.

14 *mars.* — Consolidation terminée ; le cal est dur et saillant : on enlève l'appareil.

Depuis un mois d'ailleurs, le malade ne s'en servait que pour manger et ne le portait pas le reste du jour.

Dans ce cas, comme dans tous ceux où la guérison est lente, nous avons observé un cal volumineux.

Observation XVI

Antoine D..., 23 ans, entre le 5 février 1881, à l'Hôtel-Dieu, salle Saint-Philippe, 1 *bis*, service de M. le professeur Desgranges.

Le 23 novembre 1880, ce malade est frappé au menton par une barre de fer projetée avec une violence considérable. Fracture du maxillaire inférieur ; hémorrhagie, syncope, état comateux pendant 3 jours. Durant trois mois de séjour à l'hôpital de Rive-de-Gier, aucun appareil n'est appliqué pour maintenir la fracture, la plaie seule a été traitée.

A son entrée à l'Hôtel-Dieu, on constate une double fracture ; les trois fragments présentent une extrême mobilité. Le fragment droit supporte les deux grosses molaires ; le moyen, très petit comprend les deux petites molaires et la canine du même côté, le fragment gauche supporte toutes les autres dents.

Notons, en outre, que la canine, la deuxième petite molaire et la première grosse molaire gauches ont été brisées, et qu'à la mâchoire supérieure, toutes les dents du côté droit sont tombées, sauf la deuxième molaire.

Le malade arrive à l'Hôtel-Dieu dans un grand état de faiblesse, il n'a pu s'alimenter convenablement depuis son accident ; les foyers de fracture fournissent une suppuration abondante, l'état général est inquiétant.

Le 20 février, application, sans difficulté, de l'appareil ; dès lors, amélioration marquée ; le malade peut mâcher des aliments.

Le 13 mai 1881, lorsqu'il part à Longchêne, muni de son appareil, les fractures sont bien maintenues et paraissent en voie de consolidation. On note au niveau de la commissure labiale droite des cicatrices étoilées, multiples, attestant la grande étendue du traumatisme antérieur.

Nous retrouvons ce malade le 1er juillet, à son retour de Longchêne, salle Saint-Sacerdos, dans le service de M. le professeur Ollier : à ce moment, le fragment moyen est encore mobile, mais les fragments latéraux sont immobiles et fixés l'un à l'autre. L'état général étant toujours peu satisfaisant, on enlève l'appareil et on envoie de nouveau le malade à Longchêne.

Il entre à Saint-Philippe le 27 août : le fragment moyen n'a rien perdu de sa mobilité ; la canine est tombée ; la suppuration est minime, les deux fragments latéraux consolidés, permettent au malade de manger. Malheureusement, la santé du sujet décline progressivement et il meurt de tuberculose pulmonaire à Sainte-Elisabeth, le 20 novembre.

A l'autopsie, nous avons pu examiner le maxillaire et nous rendre compte de la persistance de la mobilité du fragment moyen : il avait la forme d'un V dont la base était constituée par les deux petites molaires et la canine, pendant que la pointe se terminait vers le bord inférieur de l'os. Quant aux fragments

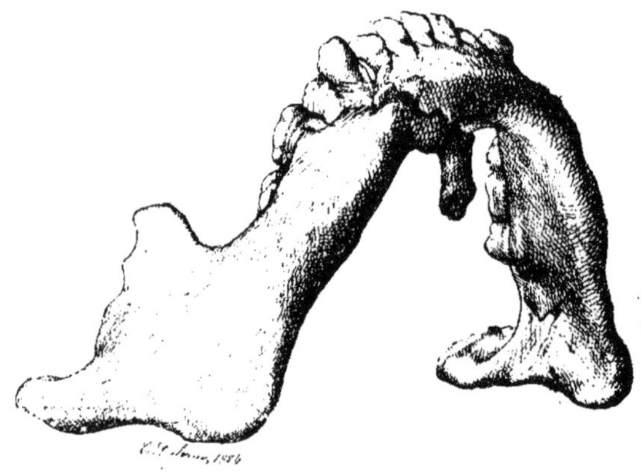

Fig. 16.

latéraux, ils s'étaient soudés l'un à l'autre par l'intermédiaire d'un ostéophyte, en arrière du fragment moyen. Cet ostéophyte (*fig. 16*) est développé aux dépens du fragment droit et il se dirige en dedans et en arrière parallèlement à la langue, sur une longueur de 0 m. 03, en présentant une légère inflexion.

Entre cet ostéophyte et le fragment gauche, on voit deux petites esquilles soudées entre elles et avec l'ostéophyte par du tissu fibreux. Ces différentes productions osseuses assurent donc en arrière la continuité de l'os et maintiennent la solidité et l'écartement des deux fragments latéraux.

En avant existe un noyau de tissu fibreux, qui sert de lien entre les trois fragments; c'est par ce point que s'est faite l'issue de plusieurs petites esquilles. Cette partie enfin était une des sources de la suppuration, entretenue en outre par la plaie des téguments.

Observation XVII

Joseph C.. 40 ans, entre à l'Hôtel-Dieu le 28 février 1881, salle Saint Joseph n° 10, dans le service de M. le Dr Mollière.

Chute sur le menton, fracture du maxillaire inférieur à droite, entre la canine et l'incisive latérale. A l'entrée du malade, on constate que l'ouverture de la bouche est à peine possible; en promenant le doigt sur l'arcade, on sent une saillie osseuse de 0 m.01 au niveau de la canine, le fragment antérieur est abaissé; la saillie précédente est constituée par le fragment antérieur fortement relevé; encoche profonde à ce niveau; les dents ne sont plus en coaptation; douleurs violentes, mastication difficile; le sujet ne prend que des aliments liquides.

Aucun traitement pendant 12 jours ; application de l'appareil le 10 mars; le déplacement considérable rend la réduction difficile; de même que la prise des empreintes, faite en plusieurs fragments avait été douloureuse.

Dès les premiers jours, soulagement manifeste ; on peut faire prendre des aliments solides; le malade en abuse même et se livre à une mastication hâtive et forcée. Huit jours après, il se forma un petit abcès au niveau du foyer; issue d'une esquille. Anesthésie d'une grande surface des téguments mentonniers, autour de la fracture.

Le 22 avril, persistance de la mobilité.

Le 29, la consolidation ne paraît pas faire de progrès. Le malade, malgré nos recommandations, persiste à faire des efforts de mastication répétés et trop énergiques.

Il quitte l'Hôtel-Dieu à ce moment, promettant de surveiller de plus près sa fracture, et en effet, il nous renvoie l'appareil 15 jours après, complètement guéri, nous écrit-il.

En février 1884, nous avons l'occasion de revoir cet homme, le résultat est excellent, bonne articulation, la mâchoire très forte, peut broyer, dit le malade les corps les plus durs.

On ne note pas d'autre déformation, qu'une petite saillie de 0 m. 01 au niveau de l'ancienne fracture. L'anesthésie a disparue peu à peu, lentement il est vrai, car, d'après les renseignements du sujet, elle a persisté pendant plus d'un an.

Observation XVIII

Antoine A..., 41 ans, entre à l'Hôtel-Dieu, le 25 mars 1881, salle Saint-Joseph n° 16, service de M. le Dr Mollière, chirurgien major.

Le 12 février, ls wagon où se trouvait cet homme fut brisé par un contre-coup violent. Contusions généralisées et fracture du maxillaire. Nous avons vu le malade plus d'un mois après l'accident. Il avait été traité en dehors de l'Hôtel-Dieu, à l'aide d'un bandage appliqué comme une fronde; mais la réduction n'avait pu être maintenue.

Le trait de fracture passe entre la canine et la petite incisive du côté droit; le foyer suppure abondamment; la canine et les deux petites molaires sont très chancelantes; peu de déplacement; mais la partie du maxillaire qui supporte les trois dents précédentes est complètement brisée ; une esquille est même déjà sortie, le malade enfin affaibli, souffrant de vives douleurs, ne peut pas s'alimenter depuis l'accident.

Application de l'appareil le 1er avril ; dès le premier jour soulagement considérable. Lavages antiseptiques méthodiques. Retour rapide des forces. Le 7 avril, le malade demande sa sortie pour continuer chez lui le traitement.

Il vient nous voir le 15 mai. Issue de trois petites esquilles quelques jours avant ; la canine et la deuxième petite molaire sont moins chancelantes ; la première petite est toujours très mobile ; persistance de la suppuration ; la fracture paraît à peu près consolidée. Nous supprimons l'appareil mentonnier pour ne conserver que l'appareil buccal, sans lequel le malade ne peut manger. En juin, issue de trois autres esquilles. Le 7 juillet, la deuxième petite molaire et la canine sont assez solides : mais la première petite molaire est tombée avec son avéole nécrosée, laissant ainsi une cavité appréciable, d'ailleurs, la suppuration est éteinte ; l'articulation est très bonne et le malade a cessé de porter la pièce buccale.

Trois mois après, nous apprenons que la guérison est complète sauf une petite zône d'hyperesthésie, que le malade apprécie spécialement à l'occasion du passage du rasoir. Il dit avoir autant de force dans la mâchoire qu'avant l'accident.

La longue application de l'appareil a certainement contribué à ce résultat et a empêché la déformation de la mâchoire, au moment de la chute de la petite molaire.

Observation XIX

Michel J...., 43 ans, entre à l'Hôtel-Dieu le 7 mai 1881, salle Saint-Louis n° 58, dans le service de M. Létiévant.

Cet homme frappé d'un coup de poing sur le côté gauche de la face, présentait à son arrivée une fracture double du maxillaire inférieur. A droite, elle siégeait entre les deux petites molaires; à gauche, vers l'angle de la mâchoire, entre les deuxième et troisième grosses molaires. La deuxième molaire était tombée spontanément, ne tenant d'ailleurs qu'à un petit fragment de l'os, éliminé lui-même 15 jours après l'accident, ainsi que plusieurs petites esquilles.

Il y avait donc là une perte de substance d'une étendue assez considérable, qui nous faisait craindre une guérison lente.

Application de l'appareil : le malade, très indocile, ne veut porter aucun pansement et enlève son appareil deux ou trois fois par jour; à sa sortie, le 29 mai, la consolidation n'avait fait aucun progrès.

A ce moment on constatait, comme au début, un écartement de 0^{m}003 entre les deux petites molaires droites avec léger abaissement du fragment médian. L'abaissement, plus considérable à gauche, mesurait 0^{m}004 et la fracture ne pouvait être réduite qu'avec la plus grande difficulté.

Ce malade que j'avais perdu de vue, se présente à mon cabinet le 2 décembre 1885 avec sa fracture non consolidée : il dit mâcher très bien et sans douleur du côté droit. La pseudarthrose est évidente à gauche; l'extrémité postérieure du fragment médian est déformée par une production osseuse; la partie inférieure de la branche montante est également hypertrophiée; mobilité anormale sans crépitation; pas de suppuration depuis longtemps.

Nous appliquons l'appareil moulé; introduction entre les dernières molaires de chaque côté de bouchons en forme de coins destinés à abaisser les fragments postérieurs. Quelques jours après, la pseudarthrose devient douloureuse. Suppression des bouchons, et application de l'appareil Kingsley, lequel est mal supporté par le malade. Il ne peut dormir et s'alimente difficilement; il enlève l'appareil 10 jours après.

Il consent à reprendre notre appareil qu'il tolère infiniment mieux. Nous pensons que l'amélioration a persisté; car il ne revient plus nous voir.

Observation XX

Justin A..., 37 ans, entré à l'Hôtel-Dieu le 2 août 1881, salle Saint-Louis, n° 74, service de M. Letiévant.

Fracture du maxillaire inférieur, à l'occasion d'une querelle, sans que le malade puisse donner d'autres renseignements.

Le trait de fracture passe entre les deux petites molaires gauches ; le fragment postérieur est incliné de 0m 006 en dedans ; pas de déplacement suivant la hauteur ; pas de tuméfaction, réduction facile, le malade accuse des douleurs assez vives que nous attribuons à la compression ou au tiraillement du nerf dentaire, car la réduction de la fracture les fait presque totalement disparaître.

Application de l'appareil 4 jours après l'entrée : les douleurs cessent dès la première heure et ne se reproduisent plus.

Suppuration insignifiante ; mastication facile. Le malade demande sa sortie le 28 août : la fracture est consolidée ; mais par précaution, nous conseillons au malade de porter quelques jours encore l'appareil buccal. La consolidation n'a donc exigé que 22 jours.

Observation XXI

Simon B..., 16 ans, entré à l'Hôtel-Dieu le 14 novembre 1881, salle Sainte-Marthe, n° 2, dans le service de M. le Dr Mollière.

Coup de poing sur le menton : ecchymoses multiples ; le malade n'ouvre la bouche qu'avec beaucoup de peine, on peut néanmoins constater une fracture double : à gauche, entre la canine et la première petite molaire ; à droite, entre la canine et l'incisive latérale.

Le fragment antérieur comprend donc 5 dents ; il est abaissé de 0m 013, en même temps que porté en avant et éloigné des dents de 0m 006.

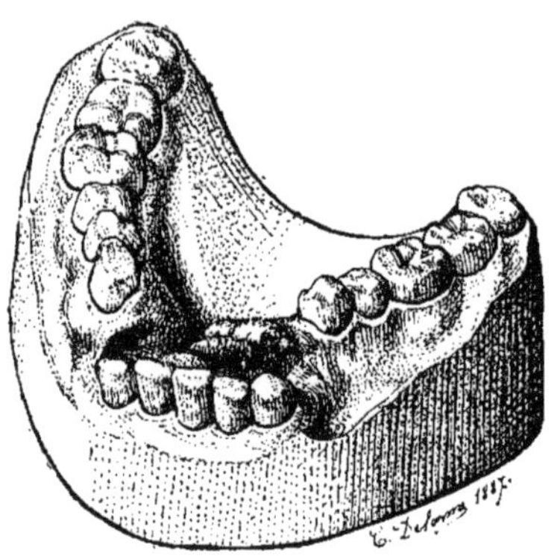

Fig. 17.

Les 2 fragments postérieurs se sont, par suite, rapprochés et ne sont distants en avant que de 0m 021, tandis que le fragment moyen mesure 0m 034. Ce fragment taillé en biseau des deux côtés a la forme d'un triangle à base antérieure ; aussi est-il repoussé en avant par les deux fragments latéraux qui se rejoignent en arrière de lui. Les racines de la canine gauche et et de l'incisive droite sont à découvert dans toute la hauteur de leur face postérieure ; néanmoins, elles sont encore fixées assez solidement.

Douleurs vives. Réduction difficile ; le fragment antérieur, par sa forme spéciale, étant toujours poussé en avant.

Application de l'appareil le 6 décembre seulement ; la tuméfaction nous avait empêché dans les premiers jours de prendre exactement ses mesures ; aussi y avait-il déjà un commencement de consolidation.

Les douleurs ne se sont calmées que 3 jours après : cette persistance insolite des douleurs doit être attribuée à la disjonction des fragments déjà en voie de consolidation, il fallait pour appliquer l'appareil, rompre les tissus néo-formés, mettre en place les fragments, et à cette période déjà avancée, cette manœuvre ne pouvait manquer de raviver les souffrances du sujet; mais dès le quatrième jour, le malade accuse un soulagement marqué et peut manger.

Bouchon appliqué dès les premiers jours sur chaque fragment postérieur pour en obtenir l'abaissement; suppuration des deux foyers de la fracture.

Cette suppuration détruit probablement les saillies osseuses qui s'opposaient au maintien en place du fragment antérieur; car, au bout de 15 jours environ, celui-ci se maintient réduit en bonne position.

En décembre, la suppuration persiste; le sujet néglige les lavages antiseptiques, il mâche facilement.

15 *janvier* 1882. — On enlève l'appareil; fragments en bonne position, mais nullement consolidés. Cependant le sujet impatient, se croyant guéri, enlève son appareil, retour des douleurs et difficulté de la mastication.

Il se décide enfin à suivre le traitement complet, s'astreint à des lavages minutieux et le 10 février, la fracture commence à se consolider, la suppuration diminue; le 8 mars enfin, elle a disparu, la consolidation est complète; bonne articulation. On enlève l'appareil.

La guérison, en bonne position, dans ce cas difficile, doit être en partie attribuée à la présence des coins latéraux qui maintenaient l'abaissement des fragments postérieurs.

Observation XXII

Philibert G.... 46 ans, entre à l'Hôtel-Dieu le 22 février 1882, salle Saint-Louis, n° 14, dans le service de M. le Dr Mollière.

Cet homme avait été assailli la veille par plusieurs individus qui, après l'avoir terrassé, l'avaient frappé violemment à la tête à coup de talons de botte.

Face tuméfiée. Les yeux sont cachés derrière les paupières gonflées; profondes ecchymoses de la région; écoulement de salive et de sang.

Nous constatons une fracture double du maxillaire inférieur. A droite, le trait de fracture passe entre la canine et la première petite molaire; le fragment postérieur droit offre un déplacement en hauteur de 0m02 environ.

Le doigt introduit dans la bouche nous permet de constater de la crépitation à gauche, au niveau de la branche montante; le deuxième trait de fracture passe, en effet, en arrière de la dent de sagesse.

Le fragment médian est abaissé et projeté légèrement en avant.

On constate enfin un abaissement marqué de la commissure labiale droite, de ce côté, la partie inférieure de la face présente une saillie manifeste; à gauche, au contraire, on note de l'aplatissement et comme de l'abaissement de la région.

Le 3 mars, jour où nous prenons les empreintes, le gonflement a notablement diminué; ni fièvre, ni phénomènes septiques. Le malade qui n'a porté jusqu'ici qu'un simple chevestre, mange difficilement; il est gêné dans cette fonction par le fragment droit.

Application de l'appareil le 8 mars, les douleurs cessent presque immédiatement après.

Le 11, on enlève l'appareil que le malade avait dérangé, aussi la douleur était-elle revenue; fragments toujours mobiles. Réapplication de l'appareil.

Le malade mange mieux, mais toujours avec une certaine difficulté; la fracture ne se maintient pas très bien réduite; il se produit un petit déplacement pendant les mouvements de mastication et le malade refuse de porter un coin de bois pour abaisser le fragment droit.

Nous essayons de remplacer le coin par une pièce vissée à la plaque sous-mentonnière de l'appareil et soulevant le fragment gauche.

On note une suppuration assez abondante au niveau du foyer de la fracture droite.

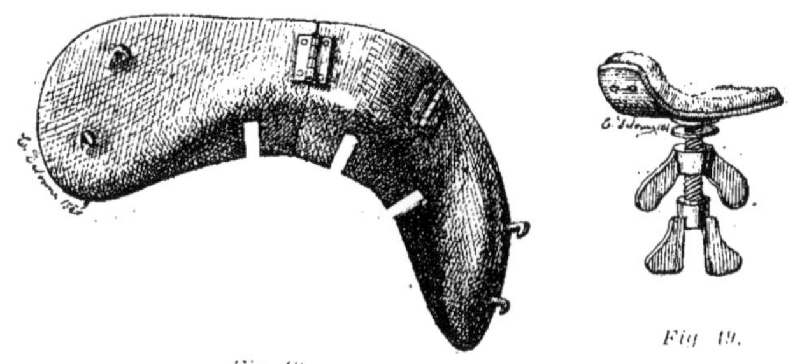

Fig. 18.

Fig. 19.

10 *avril*. La consolidation est peu avancée ; le malade se décide à porter un bouchon.

Huit jours après, le fragment droit est en bonne position. Légère déviation en dedans du fragment gauche, ce qui contribue à l'aplatissement de la face de ce côté.

Guérison rapide. Le malade quitte l'Hôtel-Dieu, le 2 mai, complètement guéri.

Observation XXIII

Joseph F..., 40 ans, entre à l'hôtel-Dieu, le 2 mai 1882, salle Saint-Philippe n° 14, dans le service de M. le professeur Desgranges.

Cet homme présente une fracture du maxillaire inférieur produite il y a 4 jours par un coup de canne sur la mâchoire. Le trait de fracture passe entre la canine et l'incisive latérale gauche.

Le déplacement est peu considérable ; le fragment droit, le plus grand est un peu abaissé ; le fragment gauche est légèrement élevé et incliné en dedans. La réduction est facile, ainsi que l'application de notre appareil.

Celui-ci rendait l'alimentation tout à fait normale, malheureusement le malade le quittait souvent.

Le 29 mai, petit abcès au niveau de la fracture; guérison rapide sans issue d'esquilles.

Le malade sort le 24 juin, ses fragments sont en bonne position, mais la consolidation n'est pas complète.

Le 6 juillet, le même individu rentre à l'Hôtel-Dieu, salle Saint-Augustin, pour des douleurs musculaires et articulaires d'origine goutteuse; il y avait encore une persistance des mouvements.

Le malade, sur nos recommandations, consent à porter au moins l'appareil buccal, et vers le 15 août, quand il l'enlève, la consolidation était terminée; les deux dents entre lesquelles passait la fracture restent chancelantes; elles ne se sont consolidées qu'au bout d'un an.

En 1884, nous voyons le malade; son arcade dentaire est parfaitement régulière et son cal ne peut être retrouvé au toucher, contrairement à ce qui se passe dans les fractures à lente consolidation, qui laissent ordinairement un cal volumineux.

Chez les arthritiques, en général, on a observé que la consolidation des fractures était beaucoup moins rapide.

La lenteur de la guérison, dans ce cas particulier, doit-elle être attribuée à la diathèse arthritique du sujet, ou à son indocilité?

Observation XXIV

B..., voiturier, 32 ans, entre à l'Hôtel-Dieu, le 22 novembre 1882, salle Saint-Louis n° 25, dans le service de M. Létiévant.

Cet homme a reçu la veille sur la face un violent coup avec le poing dit américain.

Ecchymose de la joue droite au niveau du maxillaire inférieur. A l'exploration de la bouche, on constate une fracture de l'os passant entre les deux petites molaires droites : gonflement considérable des parties molles. Les fragments sont très mobiles; le malade ne se fait pas faute de les secouer lui-même, et sans douleur : aussi ont-ils acquis une telle mobilité qu'on les croirait comme détachés de la face. Le fragment antérieur est abaissé d'un centimètre et demi avec un intervalle d'un centimètre le séparant du fragment postérieur; les mesures ont été prises sur le moule fait huit jours avant l'application de l'appareil.

Le fragment postérieur est dévié en dedans; sa lame interne est taillée en un biseau qui s'avance jusqu'à la ligne médiane.

Application quinze jours après l'entrée.

Pas de changement pendant les 15 jours suivants; le malade mange bien, la mobilité est toujours considérable; elle est constatée seulement, quand on enlève l'appareil, ce que le malade très indocile fait 5 et 6 fois par jour. Suppuration abondante.

Le malade demande sa sortie.

Le 31 janvier 1883, cet homme étant venu à la visite, on constate que son état ne s'est pas modifié; il dit qu'il ne se sert de la mentonnière que la nuit; le jour, il porte simplement l'appareil buccal.

Le 28 mars, on note qu'un petit abcès s'est formé au niveau de la fracture; il correspond à une fistule située à la partie interne; l'exploration démontre la présence d'un séquestre sur lequel presse l'appareil. Nous enlevons un premier séquestre, puis un second; des lavages antiseptiques plus fréquents sont prescrits. La mobilité a beaucoup diminué. L'appareil est maintenu sans aucune modification.

Un mois après, le 29 avril, un nouveau séquestre de 0m025 de largeur sur toute la hauteur de l'os est extrait par M. le Dr Mollière à travers la fistule externe qui a pris de grandes proportions.

La fistule interne est fermée, suppuration autour de la deuxième petite molaire qui est très chancelante; quoique mobiles encore, les fragments commencent à se consolider en bonne position. Le malade ne se sert plus que de la pièce buccale, malgré nos recommandations.

Le 15 février 1884, le malade bien portant présente une large cicatrice au niveau du bord inférieur du maxillaire, allant de la deuxième grosse molaire à la canine, dans une étendue de 0m03; il existe à ce niveau une forte dépression dans toute la hauteur de l'os.

Cette dépression paraît due à une véritable perte de substance; sans compter les petites esquilles que nous avions enlevées et le grand séquestre retiré par M. D. Mollière, le blessé raconte qu'il en a enlevé lui-même trois autres presque aussi volumineux.

Chez B..., la forme du maxillaire est modifié par le rapprochement des fragments et la chute de la deuxième petite molaire. Aussi la mâchoire est-elle déjetée du côté droit. Elle le paraît bien d'avantage à cause de la formation d'un cal volumineux, véritable ostéophyte de 0m02, prenant naissance à l'insertion du digastrique et se dirigeant en arrière et en dedans sous la langue.

Ainsi grâce à notre appareil, B... a recouvré une bonne articulation des arcades dentaires; sans l'appareil, rien n'aurait pu empêcher l'élévation du fragment postérieur et une consolidation vicieuse. Ajoutons que B... a porté un coin destiné à abaisser le fragment postérieur.

Observation XXV

Jean J..., 22 ans, reçoit un coup de pied de cheval le 21 décembre 1882, d'où fracture de 7 dents de la mâchoire supérieure et fracture du maxillaire inférieur au niveau de la deuxième petite molaire droite; la première a été extraite. Le déplacement est à peu près nul; mais le malade ne peut manger; notons enfin que la deuxième petite molaire est chancelante.

Application de l'appareil le 29 décembre ; les suites sont très simples. Le malade a pu manger dès le premier jour sans douleur. Le 30 janvier, on lui enlève l'appareil. Guérison complète ; seule, la petite molaire est toujours chancelante.

Nous retrouvons ce malade le 2 mars 1884 : il ne mange pas beaucoup du côté droit où est placée une pièce de 7 dents artificielles ; il mange surtout du côté opposé, sur les dents naturelles.

La deuxième petite molaire reste toujours chancelante. Elle est fortement déchaussée.

Observation XXVI

V. B..., 22 ans, cultivateur, salle Saint-Louis, n° 12, service de M. D. Mollière.

Ce malade atteint de macroglossie fut opéré le 10 janvier 1883, par M. le Dr Mollière qui retrancha la partie exubérante de la langue. Après cicatrisation, le malade ne pouvait fermer la bouche en raison de la déformation spéciale de son maxillaire inférieur, dont la figue 41 faite d'après un moulage, donne une très bonne idée.

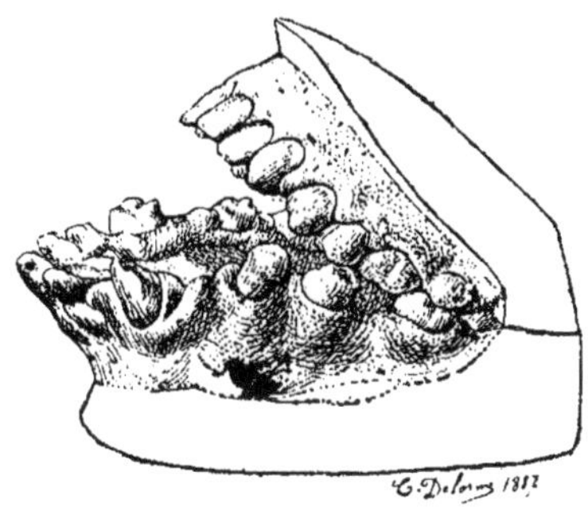

Fig. 50

Malgré le développement considérable de la lèvre inférieure, celle-ci ne pouvait obturer l'orifice buccal qui, béant, rappelait la bouche de la lamproie.

L'état des deux mâchoires est le suivant :

Le maxillaire supérieur porte 14 dents ; la dent de sagesse n'a pas encore fait son apparition. Ces dents sont saines, mais les incisives médianes sont très larges et les grosses molaires sont peu saillantes et comme enfoncées dans le maxillaire.

La moitié antérieure du maxillaire inférieur a été portée en avant et renversée par le prolapsus lingual (*v. fig. 15*) elle dépasse les dents supérieures correspondantes qui restent distantes des inférieures de plus de 0^{m} 02, quand le malade ferme la bouche. Même enfoncement des molaires de la mâchoire inférieure, comme si l'extrémité postérieure de la branche horizontale avait pressé sur le maxillaire supérieur de tout le poids du prolapsus.

Le maxillaire inférieur porte 13 dents ; la dent de sagesse n'a pas paru, la première grosse molaire gauche a été extraite. Les premières petites molaires sont distantes de 0^{m} 003 millim. des secondes et légèrement inclinées en avant. Entre les canines et les premières petites molaires de chaque côté, il y a un espace de 0^{m} 01 correspondant à la torsion de la partie antérieure du maxillaire. Incisives atrophiées, avec cannelures irrégulières, séparées les unes des autres par des vides de deux ou trois millimètres ; ces vides sont occupés par des bourgeons saillants de la muqueuse gingivale.

Il s'agissait de faire une deuxième opération pour diminuer la longueur du maxillaire et le redresser. Préalablement nous construisons deux moules en plâtre des maxillaires ; sur l'un nous dessinons une double section calculée de façon à faire coïncider les incisives inférieures et les supérieures ; pour cela, on enlève de chaque côté un coin comprenant la canine et la première petite molaire. Le redressement est parfait sur le moule et les incisives s'adaptent très bien.

Deuxième opération le 19 février 1883. Sur chaque face du maxillaire, au niveau du coin à enlever, M. le Dr Mollière pratique une double incision des téguments jusqu'à l'os, puis une section osseuse parallèle avec la scie américaine, l'une en avant de la canine, l'autre en arrière de la petite molaire. Même opération du côté opposé ; la section osseuse est achevée par la cisaille de Liston. Un peu de contusion des parties voisines, hémostase.

Suture osseuse avec fils de fer, grâce aux forets de la scie américaine. Le menton est soutenu par une fronde en diachylon. Suites simples, pas de fièvre, fréquents lavages à l'acide salicylique. On note cependant une tuméfaction indolore de la lèvre, qui persiste jusqu'au mois de mars.

Le 6 mars, nous pouvons employer un appareil immobilisateur dont l'application a été assez difficile. Cet appareil ne pouvait comprendre le fragment antérieur enfoui dans des tissus

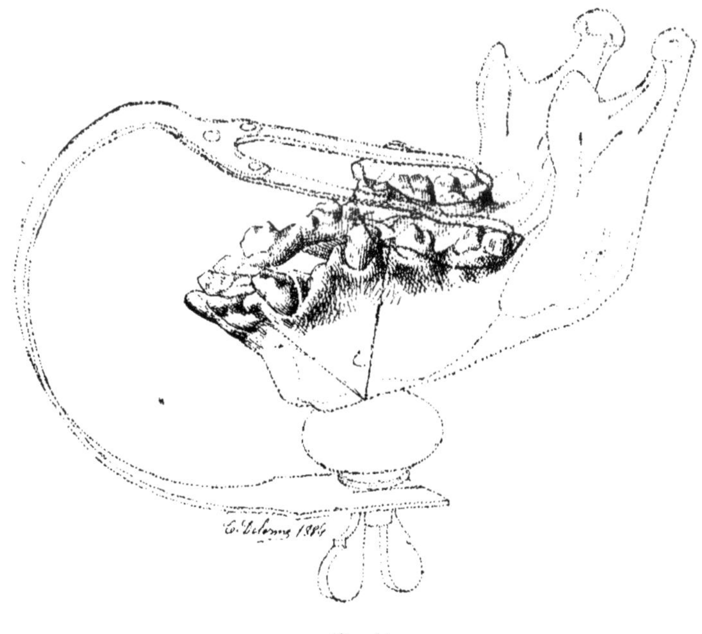

Fig. 51

tuméfiés ; aussi nous bornons-nous à maintenir l'écartement des deux fragments postérieurs.

Pour cela, le ressort est divisé en deux branches qui appuient latéralement au niveau des molaires; son autre extrémité se termine par une balle de caoutchouc appliquée sous le menton. Ce ressort a une courbure assez grande pour faire le tour de la lèvre sans la toucher (*fig. 51*).

Cet appareil avait été nécessité par la grande mobilité de la mâchoire ; les fils à suture n'avaient pas produit leur effet, et avaient cédé dès les premiers jours; il en existait encore un à gauche le 6 mars, mais relâché au point que le fragment antérieur était abaissé de 0m02.

Le 10 mars, le dernier fil à suture est enlevé. Les ressorts latéraux continuent à presser sur les deux fragments postérieurs masqués par des bourgeons charnus qui disparaissent bientôt.

Le 20 avril, la tuméfaction semble diminuer et le menton se dessine; le fragment antérieur conserve sa mobilité que nous entretenons à dessein par des mouvements recommandés au malade; les deux fragments postérieurs sont maintenus écartés. A ce moment, nous supprimons la balle de caoutchouc et nous appliquons la plaque mentonnière ordinaire. Vers la fin d'avril, la tuméfaction est limitée à la lèvre; nous modifions alors

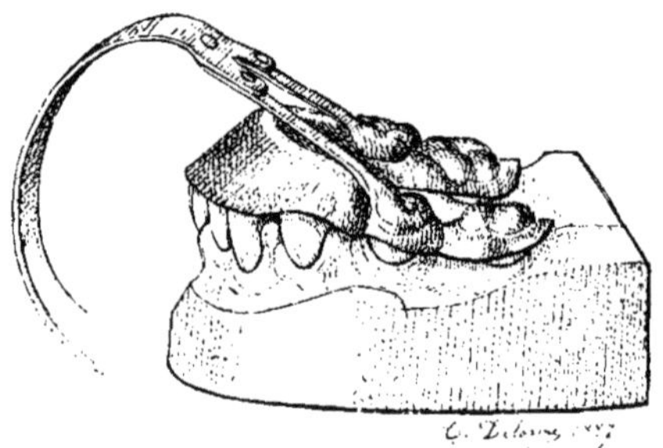

Fig. 52.

l'appareil mentonnier que nous plaçons plus en avant, de façon à emboiter exactement le menton. La pression exercée par la bande de caoutchouc faisant le tour de la tête se fait donc sur une surface plus large et refoule le fragment en bonne position.

La pièce buccale ne comprenait jusqu'ici que les molaires pour laisser au milieu plus de place aux tissus tuméfiés (*fig. 51*).

Nous complétons la partie antérieure et la disposons en un plan incliné destiné à faire glisser les dents en arrière et à donner au fragment une bonne direction (*voir fig. 52*). Dès ce moment, nous faisons porter au malade des coins intermaxillaires pour abaisser les fragments postérieurs.

Jusqu'au 15 mai, nous n'exerçons qu'une légère pression pour ne pas ramener l'inflammation. Il fallait d'ailleurs laisser au fragment médian le temps de prendre une bonne position, car sous l'influence de l'appareil, il tendait à s'élever.

A partir du 15 mai, nous augmentons la force du ressort et par suite la pression sur le fragment médian et celle-ci facilite la résorption des tissus interposés entre les surfaces de section.

Un mois après, nous constatons que le fragment médian est revenu en bonne position ; alors nous construisons une dernière pièce buccale avec la forme et l'emplacement qu'on doit donner à chaque dent ; on les enchâsse exactement dans l'alvéole qu'elles doivent occuper. La consolidation s'opère sans autre complication.

Au moment du départ du malade (14 août 1883), le fragment antérieur est consolidé en bonne position. Les lèvres ont le volume qu'elles présentaient avant l'intervention ; l'inférieure est encore très développée, mais le malade ferme la bouche ; il n'y a plus d'écoulement de salive, la mastication et la prononciation sont faciles ; aucune tendance à la récidive.

Avant la résection, le maxillaire inférieur mesurait de la partie interne et antérieure de la dernière molaire gauche 0m06 ; après l'opération 0m038. On a donc obtenu un raccourcissement de 0m022.

Nous reproduisons (*fig. 53*) le moule des deux mâchoires après consolidation. En la comparant à la (*fig. 50*) on voit quel résultat a été obtenu.

Dans un cas semblable, nous sommes d'avis de réunir les fragments par une ou deux plaques de métal vissées à leur

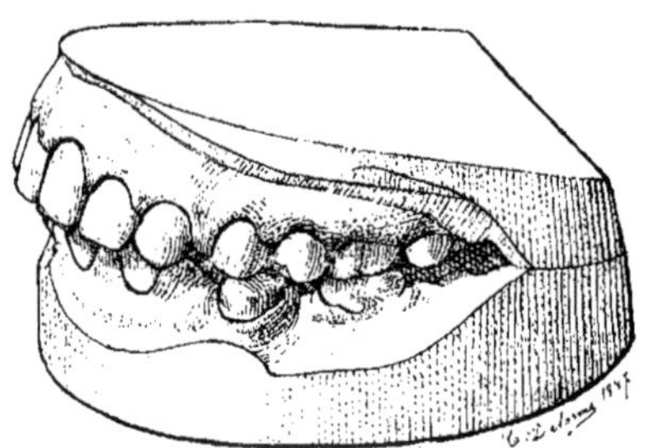

Fig. 53.

extrémité et d'appliquer immédiatement l'appareil immobilisateur. On obtiendrait plus vite la consolidation.

Observation XXVII

Antoine S..., 20 ans, manœuvre, entre à l'Hôtel-Dieu le 16 avril 1883, salle Saint-Louis n° 16, service de M. Létiévant.

Deux jours avant, le malade reçut un coup de timon de voiture sur la joue gauche, d'où fracture du maxillaire inférieur entre la canine et la première petite molaire. Cette dernière est complètement brisée; de la deuxième petite molaire il ne reste que la partie interne de la couronne. Les 2 petites molaires supérieures du côté droit avaient aussi été brisées.

Douleurs dentaires vives calmées par une cautérisation avec le galvanocautère. Nous rappelons, en effet, que chaque fois qu'après une fracture de la dent, la dentine est mise à nu, les douleurs plus ou moins violentes qui en résultent sont très rapidement apaisées par ce procédé.

Application de l'appareil le 28 avril; le fragment postérieur est légèrement abaissé de 0m003; l'application est facile et la réduction est complète.

Nous laissons en place la racine de la première petite molaire brisée pour éviter un rapprochement des deux fragments.

Soulagement considérable, mastication facile.

Le 25 mai, l'appareil enlevé, on constate que la fracture n'est pas parfaitement consolidée; la racine de la petite molaire a été éliminée par la suppuration qui a entraîné plusieurs petites esquilles.

Lavages antiseptiques. Réapplication de l'appareil qui est enlevé définitivement le 13 juin. A ce moment, fracture bien réduite, en bonne position et consolidation complète.

Observation XXVIII

Victor B..., 31 ans, entre à l'Hôtel-Dieu le 16 août 1883, salle Sainte-Marthe n° 16, dans le service de M. le Dr Mollière.

Ce malade avait reçu la veille un coup de pied de cheval sur le côté gauche de la mâchoire. Il présente à son entrée une fracture du maxillaire inférieur au niveau de la canine et de la première petite molaire gauches; plaie des téguments assez étendue.

Huit jours après l'accident, époque où nous examinons le malade pour la première fois, les douleurs sont très vives, le gonflement de la région très accusé; on extrait la première molaire qui tient à peine. Le trait de la fracture est très oblique de dehors en dedans et d'arrière en avant; le fragment postérieur est légèrement déplacé en dedans.

L'empreinte est prise le jour même et l'appareil appliqué le 29 août. A ce moment, notons encore que le malade ne pouvait ouvrir la bouche que difficilement, les dents n'étaient pas en contact.

La réduction de la fracture et l'application de l'appareil ramènent pendant 4 ou 5 jours les douleurs qui s'étaient calmées. Mais la mastication est dès lors devenue facile ; diminution rapide de la tuméfaction. Le 2 septembre, cicatrisation complète de la plaie mentonnière.

Le 20 septembre, le malade sort sur sa demande et promet de revenir bientôt nous montrer sa fracture ; on constate à sa sortie une persistance de la mobilité ; mais le malade use sans réserve de sa faciliter à mâcher, et c'est probablement la cause du retard apparent de la consolidation. Celle-ci est complète le 20 octobre ; on note seulement au niveau de la fracture un petit abcès ayant débuté 2 jours avant.

Pourquoi cette fracture assez simple, a-t-elle exigé plus de 50 jours pour se consolider ? Ce retard tient, selon nous, à deux causes. On a vu que le trait de fracture était très oblique de dehors en dedans et d'arrière en avant : par suite, les fragments avaient une grande tendance au glissement, favorisé de plus par les efforts de mastication.

En second lieu, la première petite molaire très chancelante, avait été avulsée par nous le premier jour, laissant ainsi un vide qui favorisait le déplacement.

Nous sommes d'avis d'éviter ces extrations : les dents, dont on croit la chute inévitable, se consolident, en effet, ordinairement ; en outre, elles maintiennent, dans une plus grande profondeur, l'écart normal des fragments ; qui se soudent en meilleure position.

Nous revoyons le malade le 2 mars 1884 ; la plaie de la face n'a laissé aucune trace ; l'abcès qui s'est vidé après la consolidation, n'a pas été accompagné d'esquilles ; les téguments, au niveau de la fracture présentent seulement une légère diminution de la sensibilité sur une étendue de 0m03 de largeur pour toute la hauteur du maxillaire.

Face régulière ; un peu d'épaississement de l'os sur son bord inférieur et à sa partie interne.

Observation XXIX

M. P..., 15 ans, apprenti tuilier, entre le 21 octobre 1883 à l'Hôtel-Dieu, salle Saint-Joseph, n° 17, service de M. le Dr Mollière.

Pris sous un éboulement le 19 octobre ; contusions généralisées, gonflement et ecchymoses multiples de la face ; fracture compliquée de jambe ; délire violent pendant 15 jours ; phénomènes généraux graves consécutifs à un vaste foyer de suppuration au niveau de la fracture comminutive de la jambe.

Le 5 novembre, la tuméfaction de la face a disparu, laissant apparaître une forte dépression de la région latérale gauche et une saillie au niveau de la canine droite où passe, en effet, un trait de fracture. Un examen plus approfondi permet de constater une fracture double du maxillaire. La deuxième fracture siège sur la branche montante à 0m 03 au-dessus de l'angle de la mâchoire, d'où l'aplatissement de cette région, mentionné plus haut. (*V. Ch. II, fig. 6*).

La gravité de l'état du sujet ne permet pas de prendre les empreintes avant le 6 novembre. L'appareil fut appliqué le 11, mais avec peine ; la fracture de la branche montante était déjà en voie de consolidation ; le fragment moyen avait subi un déplacement notable en arrière de 0m 01 et en dedans de 0m 004.

M. le Dr Mollière fut obligé de rompre les liens fibreux qui s'étaient formés, pour nous permettre d'adapter l'appareil. Ce dernier fut bien supporté par le malade, qui toutefois ne pouvait mâcher des aliments solides. Nous avons réussi à donner à l'arcade dentaire sa forme normale, mais le fragment moyen restait toujours en position vicieuse, et son bord inférieur était fortement incliné en dedans.

Nous interposons des tampons entre l'appareil et le menton, afin d'empêcher le rapprochement des deux bords inférieurs.

Pour avoir le temps de remettre les fragments en bonne position, nous retardons la consolidation par des mouvements

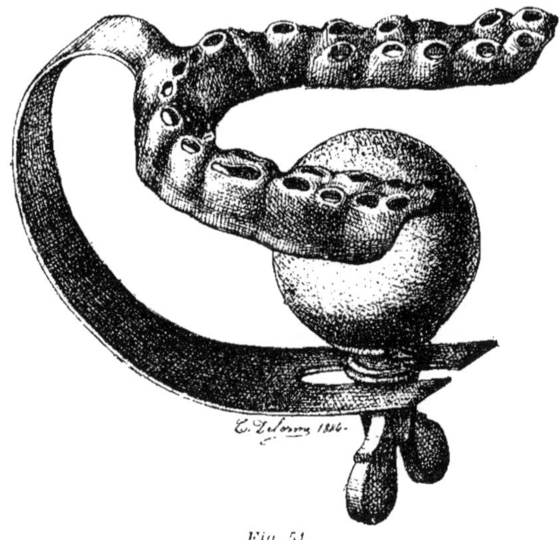

Fig. 51.

appropriés. Malgré ces manœuvres, la déformation persiste en janvier 1884.

Observation XXX

Louis H..., 28 ans, entre à l'Hôtel-Dieu le 1er avril 1884, salle Saint-Louis n° 75, dans le service de M. Pollosson.

Deux jours avant son entrée, le malade eut la partie inférieure de la face prise entre deux pièces appartenant à un tour et sous cette pression violente, le maxillaire inférieur fut fracturé en plusieurs points. Un premier trait de fracture passait entre les deux petites molaires droites, dont l'écartement mesurait 0m008;

le fragment postérieur était élevé de $0^{m}005$, avec une légère déviation en dehors.

Du côté gauche, le trait de fracture passait en arrière de la deuxième grosse molaire; la dent de sagesse était ébranlée; il existait une fracture comminutive de l'angle, et une partie de la branche montante était brisée en plusieurs petites esquilles; jusqu'à $0^{m}02$ de l'articulation on sentait une masse fragmentée crépitante, avec aplatissement de la face de ce côté. Le fragment moyen, en s'abaissant s'était écarté des fragments postérieurs.

A la mâchoire supérieure enfin les deuxième et troisième grosses molaires étaient brisées.

Tel était l'état du malade quinze jours après son entrée; nous n'avons pu l'examiner qu'alors; auparavant la face était couverte d'ecchymoses; les téguments sous-mentonniers étaient dilacérés.

Le moule fut pris à ce moment, et le 23 avril, nous appliquons notre appareil qui facilite sinon la mastication, du moins la préhension des aliments. Quatre jours après, l'alimentation est plus facile, le malade ne souffre plus. Nous faisons placer un coin de bois pour abaisser le fragment postérieur droit.

Cependant la suppuration toujours abondante est combattue méthodiquement par des lavages de toutes les heures; la moindre négligence dans ces soins antiseptiques détermine une élévation de température. Le 15 mai, la fracture droite est à peu près consolidée; par contre, aucune trace de consolidation de la fracture gauche, dont le foyer continue à suppurer. La partie postérieure du fragment médian de ce côté reste aussi plus élevée que celle du côté opposé; ce déplacement s'oppose à la coaptation des dents.

Ce déplacement est bientôt réduit grâce aux coins; le malade sort le 21 mai sur sa demande et continue à porter l'appareil. Huit jours après, il nous apporte trois petites esquilles de deux centimètres carrés; persistance de la suppuration, alimentation facile.

Observation XXXI

P..., propriétaire, entre à l'Hôtel-Dieu le 19 avril 1884, salle Saint-Louis n° 77, dans le service de M. Pollosson.

Le 24 mars, ce malade, dans une partie de chasse recevait un coup de feu à la région inférieure de la face ; la partie mentonnière du maxillaire inférieur avait été totalement détruite (*fig.* 55).

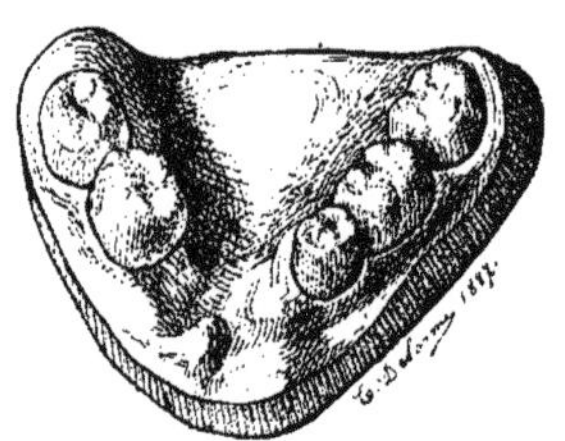

Fig. 55.

Le fragment droit est réduit aux première et deuxième grosses molaires ; le fragment gauche à la deuxième petite molaire et aux deux premières grosses molaires : en haut, les huit dents de devant ont été brisées.

A son entrée, vingt-cinq jours après l'accident, on constate la présence d'une masse de tissu cicatriciel, ayant remplacé la partie absente de l'os, rétrécissant considérablement l'orifice buccal et réunissant les deux fragments qui se sont rapprochés, mais qui restent cependant très mobiles. Sous l'influence de ce déplacement, les dents ne se rencontrent plus avec celles de la mâchoire supérieure. En effet, tandis que les petites molaires supérieures sont d'un côté à l'autre distantes de trois centimètres et demi, les dents correspondantes du maxillaire inférieur n'ont que deux centimètres d'écartement. Il fallait donc gagner un centimètre et demi pour faire rencontrer les dents des deux mâchoires. Nous y sommes arrivé en appliquant successivement des pièces de plus en plus larges, qui, écartant les fragments du maxillaire inférieur, faisaient céder les adhérences par leur pression continue (*V. chap. V. fig. 25*).

Deux mois après on peut appliquer un appareil définitif comprenant une pièce centrale, remplaçant la partie détruite de l'os et supportant des dents parfaitement en rapport avec l'arcade dentaire.

La figure 56 nous montre l'importance de l'écartement obtenu.

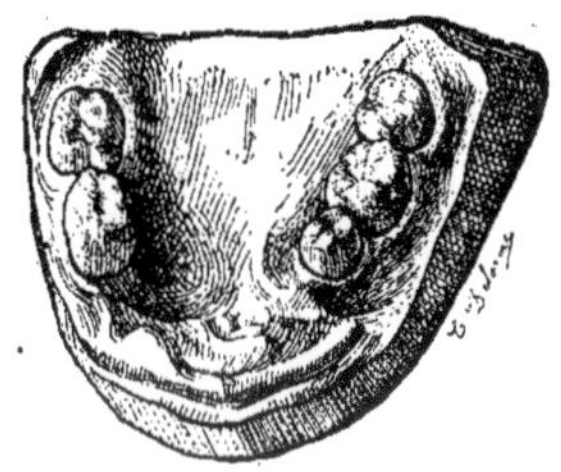

Fig. 56.

Dès le premier jour de la pose des appareils, le malade a pu manger et parler convenablement ; les dents des fragments ayant été fixées solidement à leur place respective, réservée dans l'appareil.

La grande perte de substance ne permet pas de compter sur une régénération osseuse. En avril 1885, le malade continue à bien aller. Je le revois en septembre, on constate toujours un peu de mobilité des fragments.

Mars 1887 ; on note toujours de la mobilité des fragments, lorsque l'appareil est enlevé ; mais celui-ci étant remis en place, la mastication s'accomplit très bien.

Observation XXXII

G. L..., 48 ans, cultivateur, entre à l'Hôtel-Dieu le 21 juin 1884, dans le service de M. le Dr Mollière, salle Sainte-Marthe n° 16.

Coup de feu sous le menton, dans une tentative de suicide. Toute la partie inférieure et moyenne de la face est en lambeaux ; la partie supérieure et les yeux n'ont pas été atteints.

Après nettoyage de la plaie, on se borne à des lavages et des pansements antiseptiques pendant un mois.

On constate à ce moment l'état suivant : le nez a disparu jusqu'à sa racine, la lèvre supérieure est réduite à un lambeau de chaque côté. La plus grande partie des maxillaires supérieurs n'existe plus ; la lèvre inférieure est à peu près intacte.

Quant au maxillaire inférieur, sa partie moyenne fait défaut.

Du côté gauche, on constate la présence des deux petites molaires avec la première grosse, et de la première grosse

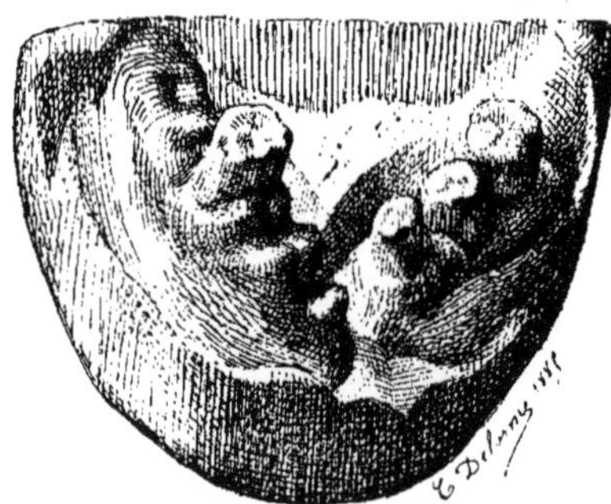

Fig. 57.

molaire sur le fragment droit (*fig. 57*). Ecoulement abondant de salive par la plaie sous-mentonnière. Il n'y avait pas indication pressante à construire un appareil pour maintenir les fragments de la mâchoire inférieure ; l'absence des maxillaires supérieurs permettant en effet de reconstituer en tous temps une articulation et d'affronter parfaitement les arcades dentaires.

Cinq mois après, en octobre seulement, nous appliquons un appareil pour immobiliser les fragments de la mâchoire inférieure dont l'écartement est fortement réduit. Nous pûmes donner à ces fragments leur forme normale et gagner ainsi deux centimètres, à l'aide d'appareils semblables à celui de l'observation précédente. L'espace laissé libre entre les fragments fut occupé par une pièce artificielle (*Voir fig. 58*), dans

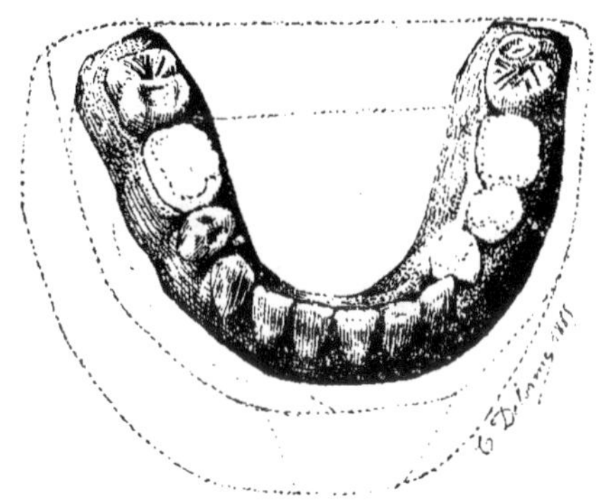

Fig. 58.

laquelle les dents persistantes sont représentées en clair ; le reste appartient au dentier.

Nous avons dit plus haut que la mâchoire supérieure avait été détruite par le traumatisme, ainsi que le nez. Une pièce prothétique fut faite pour remplacer la mâchoire supérieure ; mais cette pièce basculant pendant la mastication parce qu'elle manquait de point d'appui, nous y ajoutâmes une seconde pièce également en caoutchouc devant servir de squelette aux parties molles du nez et s'appuyant sur le bord osseux des fosses nasales (*fig. 59*).

Cette pièce, vissée à la première et formée de trois fragments, pouvait être placée et retirée à volonté. Toute la face de l'appareil destinée à s'appliquer sur la perforation était tapissée

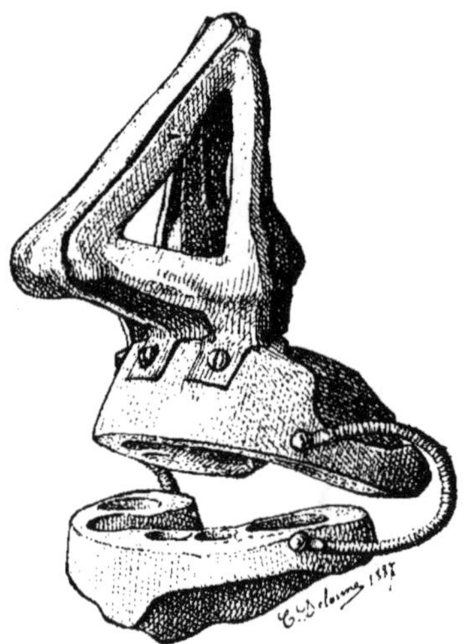

Fig. 59.

d'une couche de caoutchouc mou pour que l'adhérence fût partout exacte et indolore. A cet appareil est fixée par un ressort de dentier une pièce destinée au maxillaire inférieur.

Notre but a été atteint ; au mois de novembre la consolidation de l'os était fort avancée ; au mois de janvier 1885 elle était complète, malgré l'énorme perte de substance subie. Les deux fragments sont réunis par une large bande osseuse solide.

Observation XXXIII

Reproduite dans le *Lyon Médical* du 18 octobre 1885 (travail de M. le Dr Pollosson).

Louis C. 49 ans, entre le 1er août 1884, à l'Hôtel-Dieu, salle Saint-Louis, service de M. Pollosson.

Le 28 juillet, il reçut à la mâchoire un coup de pied de cheval. A la suite, contusions des parties molles, sans importance; fracture double du maxillaire avec déchirure de la muqueuse.

Les deux traits de fracture siègent : à droite, entre la canine et la première petite molaire, à gauche entre l'incisive latérale et la canine. Le fragment médian est simplement abaissé de 0m 007 par rapport au fragment gauche ; à droite le fragment postérieur est non seulement élevé, mais encore dévié en dedans, au point que la distance des petites molaires est de 0m 023, au lieu de 0m 03 que l'on trouve après reconstitution du maxillaire.

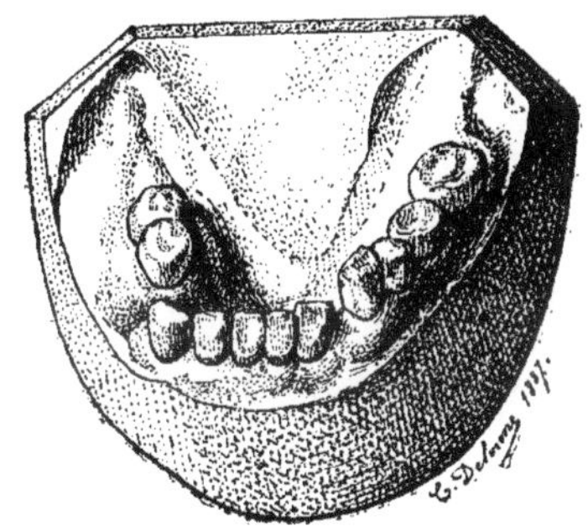

Fig. 60.

La réduction est possible, mais ne se maintient pas. Au début, on se contente d'appliquer une fronde. Comme le malade souffre et que la déformation est grande, on nous prie d'appliquer notre appareil qui est mis en place le 13 août. Pour faire la réduction qui est difficile, on anesthésie le malade. Celui-ci supporte bien son appareil, et peut, grâce à son application manger des aliments solides.

L'appareil est laissé en place jusqu'au 12 septembre 1884. C..., quitte l'Hôtel-Dieu le 13 septembre avec une consolidation parfaite, tant au point de vue de la forme que de la solidité.

Observation XXXIV

G. L..., 22 ans. Fracture double du maxillaire inférieur, le 16 mai 1885, à la suite d'un coup de revolver tiré à dix centimètres du menton. Le premier trait de fracture passe entre les deux incisives centrales, l'autre entre la canine et la première bicuspide droite.

La plaie sous-mentonnière a été rapidement guérie pendant le séjour du malade à l'hôpital de Clermont-Ferrand, où il était traité; extraction d'une esquille à cette époque.

Deux mois après, le 10 juillet 1885, nous le voyons pour la première fois; la plaie sous-mentonnière est parfaitement cicatrisée; gonflement au niveau de la fracture droite, dans le foyer de laquelle on perçoit des esquilles; la fracture est imparfaitement consolidée et en mauvaise position. Le fragment droit est dévié en dedans; l'écartement des branches horizontales est diminué de $0^{m}005$ en arrière, de $0^{m}003$ en avant; la première bicuspide est déviée plus encore en dedans et elle est complètement sortie de l'arcade dentaire, aussi le fragment moyen qui devrait être distant du fragment droit de $0^{m}007$, n'en est plus séparé que par un intervalle de $0^{m}003$. Ce rapprochement donne l'aspect d'un angle aigu à cette partie de l'arcade. Le fragment moyen s'est donc porté à droite de presque toute l'épaisseur de la canine, le fragment gauche a suivi le fragment moyen et s'est porté à droite.

M. le professeur Ollier fait une incision profonde sous-mentonnière pour extraire les esquilles et sectionne les adhérences pour mobiliser les fragments. La première petite molaire tombe pendant cette opération; drainage de la plaie.

Immédiatement après, nous appliquons notre appareil sur lequel la dent tombée est remplacée par un cône d'étain de même volume destiné à maintenir l'écartement normal des fragments.

11 juillet 1885. L'inflammation et le gonflement ont augmenté ; retour des douleurs consécutivement au traumatisme opératoire.

14 juillet. Le gonflement diminue. Le malade ne se plaint plus de douleurs ; il reste encore une dizaine de jours à la maison de santé.

A son départ, le 30 juillet, la consolidation n'est pas complète. La mastication se fait très bien ; le malade ne veut porter que l'appareil buccal. Nous avons l'occasion de revoir ce malade deux mois après : la consolidation n'est pas absolue ; toutefois, les mouvements au niveau de la fracture sont à peine perceptibles. Le malade a porté jusqu'ici l'appareil buccal.

En décembre 1885, la fracture est consolidée, on constate un épaississement au niveau de la fracture droite.

Ce cas est un des beaux succès dus à l'appareil, étant donné l'état avancé de la consolidation, au moment où nous avons vu le malade pour la première fois. Le cône d'étain destiné à remplacer la dent absente a parfaitement empêché le glissement ou le rapprochement des fragments ; la perte de substance en ce point était considérable et les fragments avaient une grande tendance à se rapprocher.

OBSERVATION XXXV

François L...., 36 ans. Entré à l'Hôtel-Dieu le 9 octobre 1886, salle Saint-Joseph n° 7, service de M. le Dr Mollière.

Coup de poing américain, appliqué sur la partie droite du menton ; fracture du maxillaire inférieur au niveau de la symphyse.

L'incisive centrale droite est tombée le lendemain de l'accident. Le fragment droit est légèrement dévié en dehors et fait une saillie de 0m002 en avant du fragment gauche, lequel est porté en dedans ; les deux fragments sont séparés par un très léger intervalle.

La réduction ne se fait pas sans quelque difficulté, mais l'appareil posé le 20 octobre maintient très bien les fragments. Le malade peut dormir : depuis l'accident, en effet, les douleurs provoquées par les changements de position des fragments étaient la principale cause des insomnies 25 octobre 1885 : le malade ne souffre plus. La guérison avance rapidement.

10 novembre 1885. La consolidation est parfaite et le malade sort le 18 novembre.

Observation XXXVI

J. B..., 46 ans, cultivateur, entre à l'Hôtel-Dieu le 9 décembre 1885, salle Saint-Louis n° 26, dans le service de M. le Dr Mollière.

Assailli, le 6 décembre, par des malfaiteurs, il présente à son entrée des ecchymoses étendues à toute la face, une plaie à l'angle gauche du nez, et des fractures multiples des maxillaires.

Le supérieur est fracturé en deux points ; un premier trait passe entre les deux incisives médianes, un autre entre les deux petites molaires du côté gauche. La première petite molaire de ce côté a été extraite depuis longtemps ; la canine est tombée à la suite du traumatisme. Le fragment moyen est dévié en dedans de toute l'épaisseur de l'incisive et abaissé de 0m005.

Le maxillaire inférieur porte trois fractures ; un premier trait passe entre l'incisive latérale droite et la médiane ; un deuxième trait entre l'incisive latérale gauche et la canine ; le troisième entre les deux petites molaires gauches.

Le fragment compris entre l'incisive latérale droite et la canine gauche constitue un coin dont la base est formée par les dents et dont la pointe se dirige vers le bord inférieur de l'os ; ce fragment est déplacé en dedans de 0m01 du côté de l'incisive latérale, de 0m006 seulement du côté de la canine ; il est en outre, surélevé de 0m004 ; l'intervalle qui le sépare enfin de la canine gauche est de de 0m003.

Le fragment comprenant la canine et la première petite molaire gauche est déplacé en dedans de 0m004. Enfin, le fragment postérieur de ce côté est légèrement abaissé à sa partie antérieure; il ne porte que des racines.

Malgré la multiplicité des fragments et leur déplacement, ces fractures n'ont pas été d'une réduction difficile. Le fragment supportant les incisives a été le plus rebelle, mais il a cédé, au bout de quelques jours, à l'action de l'appareil.

Dans ces cas, en effet, nous appliquons tout d'abord l'appareil, sans chercher à réduire absolument, mais de façon que tous les fragments soient contenus entre les deux bords de l'appareil. Lorsque la suppuration survient, la pression exercée par le ressort ou par les coins intermaxillaires assure dès lors une très bonne réduction.

Chez ce malade, l'appareil fut appliqué le 18 décembre; la réduction était complète le 26 et la guérison obtenue à la fin du mois de janvier.

Nous n'avons placé aucun appareil pour maintenir les fragments du maxillaire supérieur. Nous nous sommes contenté de réduire les fractures; la réduction s'est maintenue et la consolidation a été bien plus rapide que celle des fractures inférieures.

Notons que ce malade, dès la pose de l'appareil, n'a plus souffert et a pu s'alimenter.

Observation XXXVII

L. J..., 24 ans, cultivateur, entre à l'Hôtel-Dieu le 19 décembre 1885, salle Saint-Louis n° 75, dans le service de M. le professeur Poncet.

La veille, cet homme est tombé de sa voiture, la face en avant et l'une des roues lui a passé sur la tête : fracture du maxillaire inférieur au niveau de la symphyse, probablement par l'écartement forcé des deux branches ; l'incisive centrale droite a été arrachée par le traumatisme.

Le déplacement n'est pas très considérable ; cependant, le fragment droit s'est rapproché du gauche, au point qu'on ne s'aperçoit pas de l'absence de l'incisive centrale droite ; de plus, il est dévié en dedans de 0^m 002. Le malade ne peut pas mâcher. Aux douleurs de la fracture s'ajoutent bientôt celles d'un phlegmon sous-mentonnier.

5 janvier 1886. Pose de l'appareil ; un cône d'étain a été placé sur cet appareil pour remplacer la dent absente et contribuer à maintenir ainsi les fragments en bonne position.

Suppuration abondante. Résolution progressive du phlegmon. Alimentation facile.

Le 18 février 1886, le malade demande sa sortie, la consolidation est complète : l'écartement des fragments a été maintenu par le cône d'étain et l'articulation ne laisse rien à désirer.

La partie intéressante de cette observation, est le mécanisme qui a produit la fracture ; le malade ayant la face contre terre, la roue d'une voiture a passé sur son occiput.

Observation XXXVIII

Célestin B..., 49 ans, colporteur, entre à l'Hôtel-Dieu le 25 avril 1886, salle Saint-Louis n° 72, dans le service de M. le professeur Poncet.

Coup de revolver à bout portant le 9 avril 1886, fracture simple du maxillaire inférieur ; le trait passe entre la deuxième petite molaire et la première grosse. Le fragment gauche est abaissé de 0^m 003.

Le déplacement n'était pas considérable, mais comme dans presque tous les cas de fractures par armes à feu, plusieurs petites esquilles furent éliminées et la suppuration persista assez longtemps sous l'appareil.

A la sortie du malade, le 17 mai 1886, la plaie du menton est guérie ; les fragments sont à peu près consolidés. Le malade emporte la première pièce buccale et promet de revenir si la guérison ne s'achève pas complètement. Nous n'avons plus l'occasion de le revoir.

Observation XXXIX

Louis V..., serrurier, entre à l'Hôtel-Dieu le 11 mai 1886, dans le service de M. le Dr Mollière, salle Saint-Louis n° 9 *bis*.

Deux coups de revolver sous le menton : fracture médiane du maxillaire inférieur. Au niveau du trait de fracture, l'écartement des fragments est de 0m01 ; il se fait surtout aux dépens du fragment gauche qui est fortement dévié en dehors. Elimimination de plusieurs esquilles par la plaie sous-mentonnière et par la bouche.

La réduction se fait facilement, mais la mobilité des fragments et la perte de substance rendent la contention difficile.

A la sortie du malade, le 19 juin 1886, la fracture est en bonne position, mais nullement consolidée. A la fin du mois de juillet, elle n'était pas encore complète.

Dans les fractures par armes à feu, la perte de substance toujours assez considérable, rend compte de la lenteur de la guérison.

Le malade mange bien, il porte seulement la pièce buccale et nous ne doutons pas de la guérison finale.

Janvier 1887. Nous apprenons que le malade est mort, il y a deux mois environ, d'une affection intercurrente; mais sa fracture était guérie, il ne s'en plaignait plus et mangeait comme tout le monde.

Observation XL

A. G..., 42 ans, maçon, entre à l'Hôtel-Dieu le 14 juin 1886, salle Saint Louis n° 79, dans le service de M. le professeur Poncet, suppléé par M. Pollosson.

Frappé au menton le 7 juin par une échelle; fracture de la symphyse avec un écartement de 0m002. Suppuration rapide et abondante. Elimination de trois esquilles.

3 août 1886. Le malade sort de l'hôpital et s'alimente convenablement : la consolidation est en bonne voie, mais n'est pas complète.

16 septembre 1886. On ne constate plus qu'une légère mobilité des fragments au niveau de la symphyse, lorsque le malade contracte énergiquement ses muscles masticateurs et rapproche fortement les mâchoires.

Le retard de la consolidation est dû à la perte de substance osseuse et aux efforts de mastication.

Le 7 octobre, quand nous revoyons ce malade, nous constatons que la fracture est complètement consolidée.

Observation XLI

Jean-Baptiste M..., 24 ans, entre à l'Hôtel-Dieu le 22 juillet 1886, salle Saint-Louis n° 84, dans le service de M. le professeur Poncet, suppléé par M. Pollosson.

Chute du siège d'une voiture, et passage de la roue sur la mâchoire ; double fracture du maxillaire inférieur, l'une au niveau de la symphyse, l'autre passant entre la canine et la première petite molaire droite.

Le fragment moyen qui comprend les deux incisives et la canine droite est taillé en coin à base supérieure; il est distant de 0m005, de la première petite molaire droite et abaissé de 0m003 : il est enfin repoussé en avant de 0m008 par le fragment gauche fortement déplacé en dedans.

On applique l'appareil ; mais celui-ci est enlevé dès le lendemain, car le malade ne peut supporter la pression du ressort à la région mentonnière, au niveau de laquelle existe une fistule.

Nous appliquons alors deux ressorts latéraux appuyés sur les molaires de chaque côté et fixés d'autre part aux parties latérales de la mentonnière par une mortaise, La mentonnière est échancrée à sa partie médiane (*fig. 61*). Chute de l'incisive

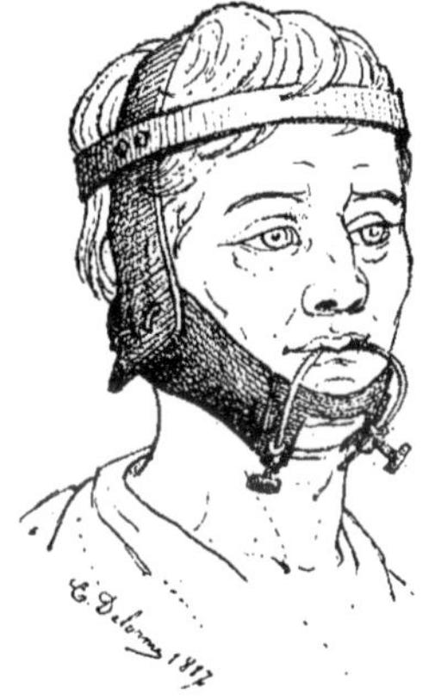

Fig. 61.

centrale gauche, qui, depuis le traumatisme, était restée très chancelante,

La consolidation est en bonne voie et la fistule guérit rapidement. Nous pouvons dès lors replacer l'appareil à un seul ressort, qui est bien supporté.

Le 1er octobre 1886, le malade demande sa sortie ; la canine et l'incisive latérale sont encore un peu chancelantes. La consolidation des fragments est à peu près terminée et le malade mange sans difficulté.

On note que le rapport des dents supérieures avec les inférieures se fait assez exactement ; pourtant, la chute de l'incisive centrale a permis aux fragments de se rapprocher légèrement et l'ellipse dentaire est un peu rétrécie. Le volume du cal produit enfin une certaine irrégularité de la face. Le malade emporte la première pièce métallique pour favoriser une complète consolidation.

Observation XLII

Claude B..., 41 ans entre à l'Hôtel-Dieu le 17 octobre 1886, salle Saint-Louis 12 *bis*, service de M. le Dr Mollière.

Coup de poing sous le menton *le même jour* : fracture double du maxillaire inférieur. Le premier trait de fracture passe entre la première bicuspide et la canine droite; l'autre siège sur la branche montante gauche, au niveau de la face supérieure des dents.

Le fragment moyen est abaissé de 0m003 à sa partie antérieure, il est au contraire, élevé de 0m008 en arrière.

Le 22 octobre, nous recommandons au malade de placer entre les arcades dentaires de chaque côté un coin de liège destiné à faciliter la réduction. Application de la pièce buccale; une bande de caoutchouc part du menton et fait le tour de la tête en passant par son sommet.

25 octobre 1886; nous constatons que la fracture antérieure est presque complètement réduite. Mais la partie postérieure du fragment moyen est toujours plus élevée; on sent toujours le chevauchement que nous réduisons sans trop de difficulté. Les douleurs qui avaient persisté jusqu'ici cessent après la réduction de la branche montante. Application d'une mentonnière avec bande de caoutchouc et de la première pièce buccale. Nous n'ajoutons pas la deuxième et par suite pas de ressort. Mais nous maintenons l'usage des coins de liège.

4 novembre 1886. Depuis huit jours, le malade se plaint d'une anesthésie de la région mentonnière due à une lésion probable du nerf dentaire au niveau de la fracture gauche.

Il sort de l'hôpital le 15 novembre 1886, ses fractures sont consolidées en bonne position.

Nous n'avons pas eu besoin ici de la deuxième pièce buccale, ni du ressort; les coins latéraux à droite et à gauche ont suffi à maintenir la réduction.

TABLE DES MATIÈRES

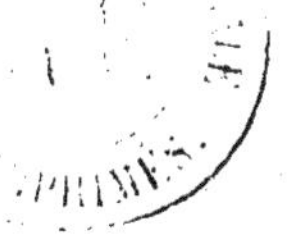

www.ingramcontent.com/pod-product-compliance
Ingram Content Group UK Ltd.
Pitfield, Milton Keynes, MK11 3LW, UK
UKHW021825190726
13853UKWH00003B/1201